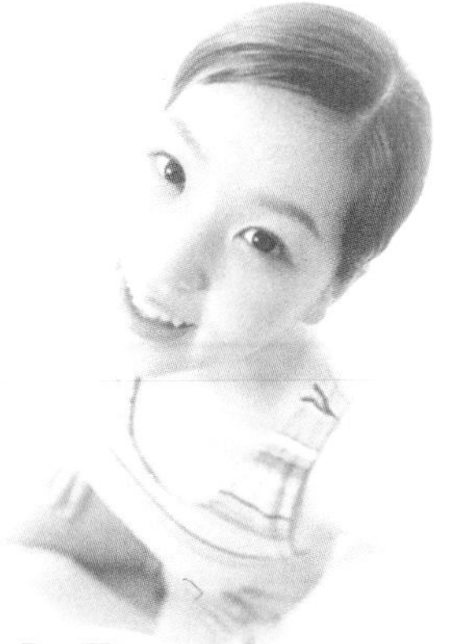

原書名：啤酒酵母

啤酒酵母
減肥成功

李常傳◎編著

前言

啤酒具有很悠久的歷史，根據可靠的記錄，遠在四千年前人類就開始飲用啤酒。在古代的埃及，啤酒就被當成營養豐富的飲品，被應用於疾病的治療以及預防方面。

在中世紀的德國，給剛病癒的人喝加入啤酒的湯類也已經蔚為一種習俗。在人類的歷史裏，凡是自古就被食用的食物或者飲料，幾乎都具有某種的藥效，啤酒就是具有藥效的一種飲品。最近根據種種的研究與實驗，啤酒所具有的藥效更為明朗化，同時也獲得科學方面的證實。

製造啤酒的原料有：麥芽（使大麥發芽）、水、啤酒花，再加上最主要原料的酵母而釀成。

啤酒的最大特徵是：比起任何酒類來，它的酒精濃度都低了很多，同時又含有不少礦物質與胺基酸。

以德國來說，除非原料為百分之百的大麥，否則的話，他們就會認為那並不是啤酒。

如今，在大多數國家所出售的啤酒，除了大麥以外，還添加米麴、玉米澱粉等副原料。含副原料比較多者，稱之為「發泡酒」。

多數市售的啤酒都經過加熱殺菌的過程，它所含有的酵母比較少。所謂的「生啤酒」，乃是指不經過加熱處理，而只經過「過濾」的啤酒。它所含有的酵母比較多。另外還有一種所謂「原味啤酒」（酵母啤酒），這種啤酒不曾加熱與過濾，就直接裝罐裝瓶，所以含有很多活著的酵母。

對於健康方面來說，飲用這種生的啤酒最有好處。

目錄

第二案例

第三案例

第四案例

第五案例

第一章

喝啤酒的綜合性好處

第一章　喝啤酒的綜合性好處

㈠喝啤酒能夠洗淨體內

那麼，綜合地說來，適量地喝啤酒有哪些好處呢？

第一，不外是啤酒所含有的酒精的作用。

第二，不外是能夠攝取大量的水分，依靠啤酒所含有的成分促進利尿作用。

在消除緊張焦躁方面，不可諱言地，酒類擔任著很重要的角色。

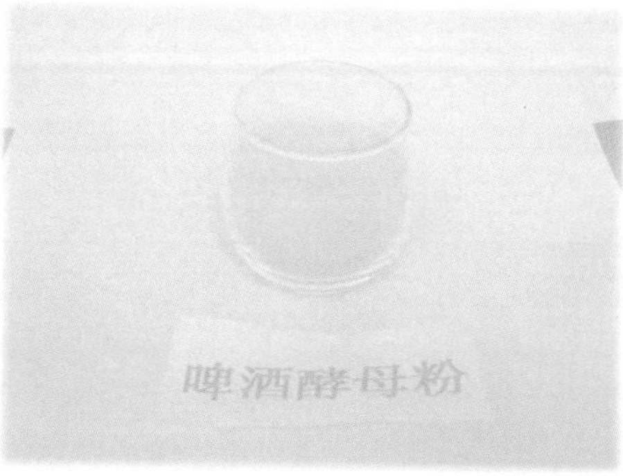

大家都知道，喝酒後臉孔會變得通紅，這無非是在表示：喝酒能夠促進血液的循環，使體內的新陳代謝變得活潑。

血液循環變得良好的結果，流動的血液量增加，身體末梢的發冷就能夠獲得改善，就連腎臟的機能也能夠被提高。

不過，這並非意味著凡是含有酒精的飲料，都對於身體的健康方面有所助益。最大的問題在於酒精的濃度。如果飲用蒸餾酒等高濃度酒類的話，消化管的細胞與肝臟等就會蒙受到傷害。

關於這一點，喝啤酒就不必擔心。

因爲啤酒所含有的酒精濃度只有五%左右，差不多只有一般酒類的五、六分之一。正因爲如此，只要適量地飲用，絕對不會傷害到細胞。

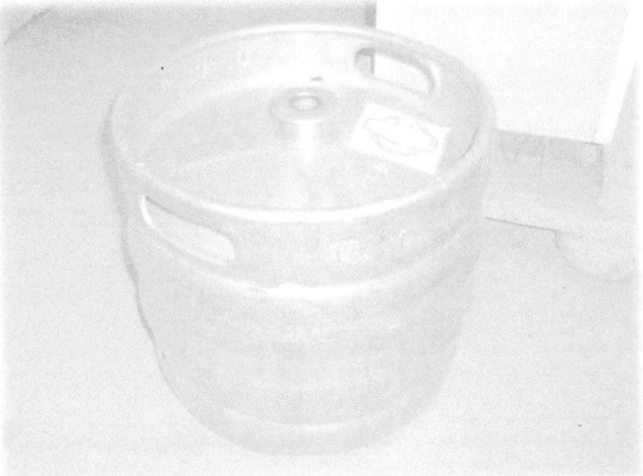

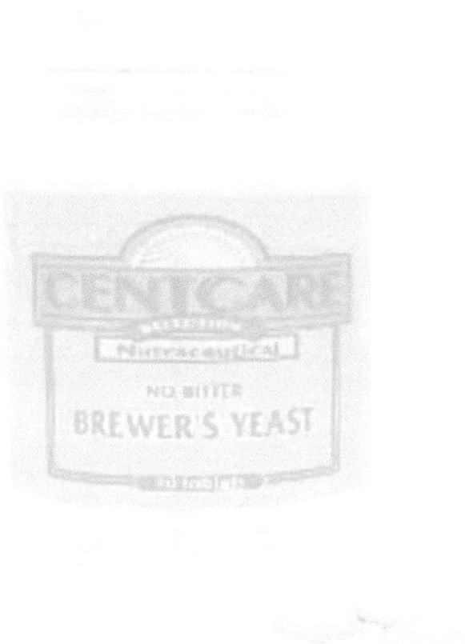

同時比起其他的酒類來，我們能夠喝下更多量的啤酒酵母。

這不外是：啤酒含酒精濃度比其他的酒類低很多。加上風味又良好，又添加了一些碳酸，比較容易飲用。

啤酒大半成分爲水分。所以喝啤酒就等於大量的攝取水分。這一點也是喝啤酒的好處之一。

我們所喝下的酒精都在肝臟被處理。

遇到肝臟處理酒精的時候，如果有大量水分的話，那些酒精就會很快的被沖掉，而被排泄到體外。

由酒精所製造出來的乙醛爲宿醉的主要原因。乙醛與酒精只要能夠迅速的被排泄到體外，肝臟的負擔就能夠減輕很多。

也就是說，啤酒是最適合於輕鬆地飲用的淡酒。

我們也可以如此的說：「飲用啤酒之後，能夠一面消除緊張焦躁的情緒，一面又可以大量的補充水分。而我們也就能夠使用那些水分洗淨體內。」

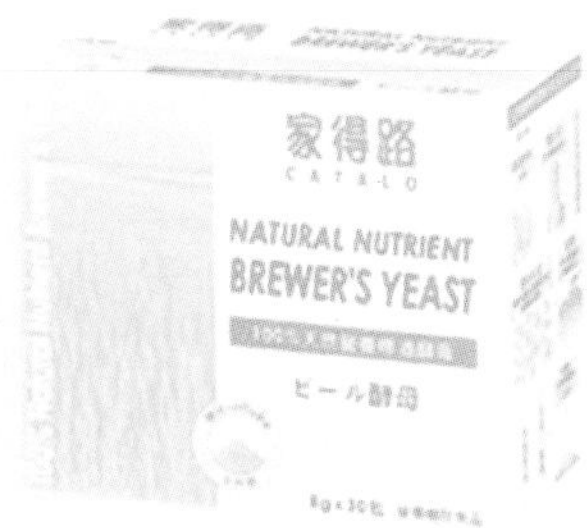

(二)喝啤酒有利尿方面的作用

不過在喝啤酒時，我們會感到很尷尬，那就是頻頻的想排尿。這不外是表示啤酒具有的利尿作用。啤酒給我們帶來的第二個效果就是如此。

啤酒爲了增添風味，加入了所謂「啤酒花」的植物。這種的啤酒花就含有促進排尿的成分，所以使人能夠很順暢的排出小便。

有些醫護人員叫「尿路結石」（在腎臟、尿管、膀胱等處形成的結石）的病患多喝一些啤酒。這不外是想利用啤酒所具有的利尿作用溶解結石，或者把結石排出體外。

能夠很順暢的排尿，就是新陳代謝變得活潑的證據。如此一來，就不難把體內的廢物不斷的排到體外。

不過喝啤酒也有一點必須特別的注意，那就是不能喝太多。每一個人都有所謂的酒量，也就是說，喝啤酒的量勿超過你自己的酒量。

你不妨以喝「適合於自己酒量」的啤酒，藉此維護並增進自己的健康吧！

㈢喝啤酒能夠有效的補充水分

在這之前，啤酒對人體有損害的一面一直被強調。那很可能是絕大多數喝啤酒的人，總喜歡以油膩或者太鹹的食物佐酒的緣故，並非是啤酒本身有害處。

其實，我們也應該多注意啤酒對人體有益的一面。

舉一個例子來說，夏季裏最必須注意的一件事情，不外是所謂的脫水症狀。

我們體內的水分，每當吐氣都會消失一些，從皮膚表面也不斷有水分消失。遇到炎熱的天氣加上了汗水，以致體內的水分會時常感到不足。

遇到這種時候，只要喝一些酒精成分很少的啤酒，就能夠及時的補充體內水分的不足。

同時在喝了啤酒之後，也可以同時獲得酒精所具有的效果。那也就是：消除緊張焦躁，放鬆精神，促進血液循環的作用。

有些病人時常到醫院打點滴。關於這一點，在自己家裏也可以辦得到。那就是以喝啤酒代替打點滴。有些痛風的病患以喝啤酒的方式補充水分，藉此把尿酸排出體外，改善了症狀。

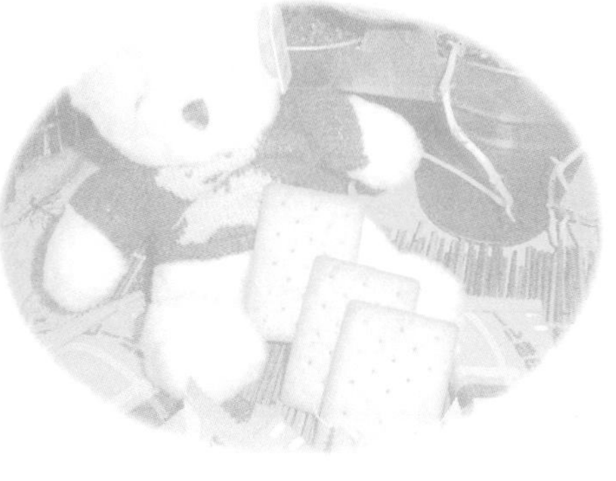

㈣喝啤酒能改善便秘

我們也時常聽到有人以喝啤酒的方式消除或者改善便秘。這很可能是啤酒的酒精促進了腸道的蠕動所使然。又有人以喝啤酒的方式改善了高血壓。這很可能是血管被擴張的緣故吧！

㈤啤酒的營養價值高，卡路里很低

啤酒酵母以人類體內不能合成的必需氨基酸爲始，包含著很豐富的氨基酸、維他命B群、礦物質、食物纖維、鐵分，以及十種以上的氨基酸，營養價值可說非常之高。

由於啤酒在紫外線照射不到的發酵內被製造之故，沒有進行「光合作用」

（所謂的「光合作用」，乃是指綠色植物，以及一部分的細菌使用光能源，吸入二氧化碳，以合成葡萄糖等的有機化合物），所以不能製造出很多的葡萄糖。所以，雖然營養價值很高，但是所含有的卡路里卻不高。

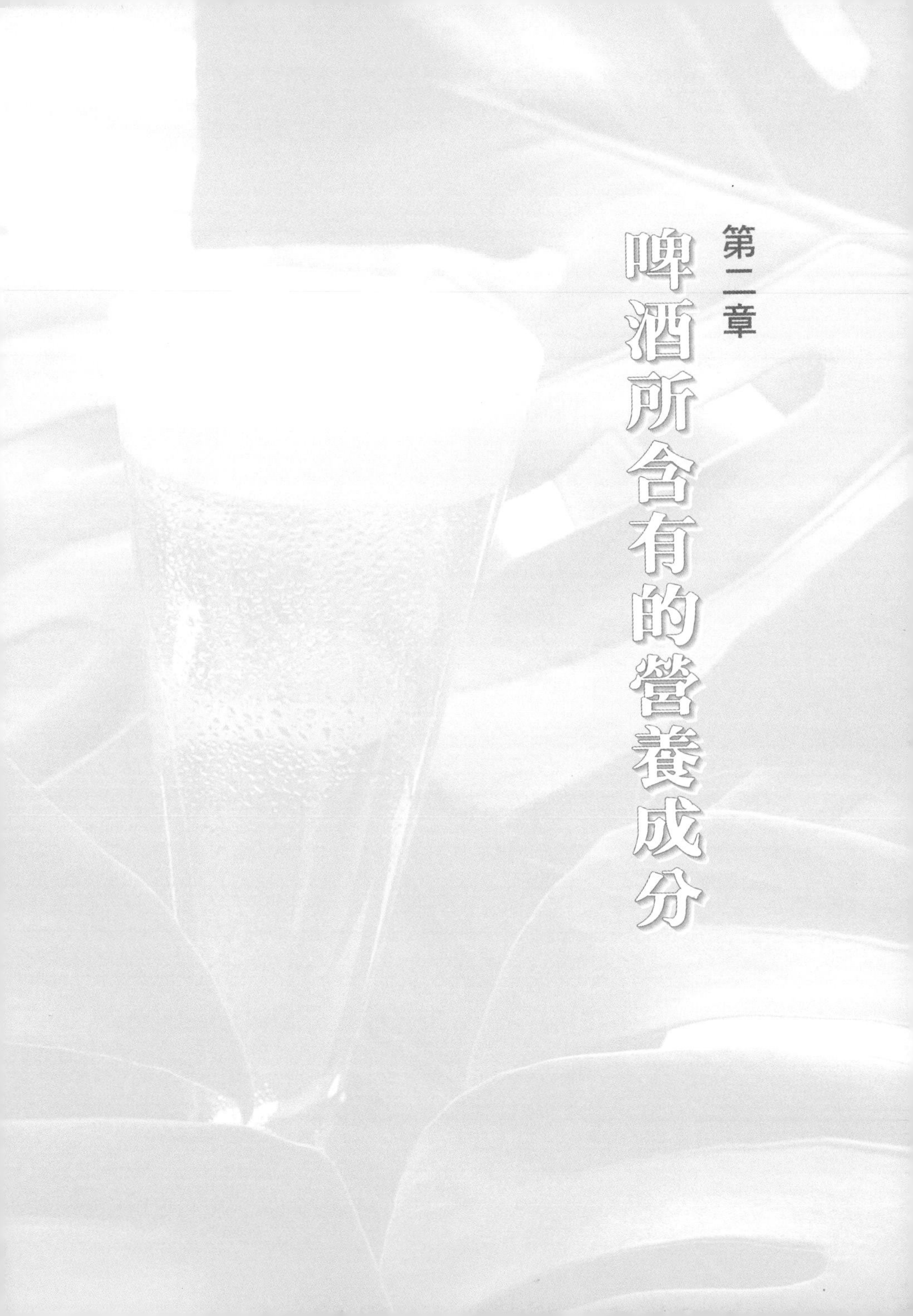

第二章 啤酒所含有的營養成分

第二章　啤酒所含有的營養成分

(一)一般成分

水分	一・九%
蛋白質	五十三・六%
脂肪	二・七%
糖分	六・三%
食物纖維	二十七・四%
熱量	兩百六十大卡

(二)維他命類

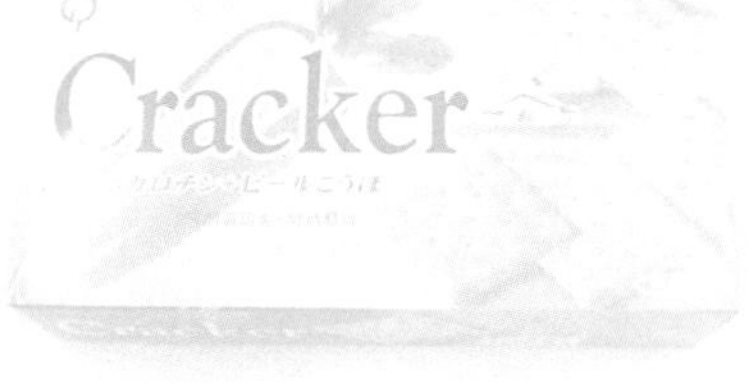

維他命B_1	十五・五毫克
維他命B_2	三・二三毫克
維他命B_6	二・七三毫克
維他命B_{12}	〇・〇五毫克
菸鹼素	四十一・七毫克
葉酸	〇・九〇毫克
泛酸	一・八九毫克
膽鹼	五九〇毫克
生物素（維他命H）	九十二・九微克
肌醇	三九一毫克

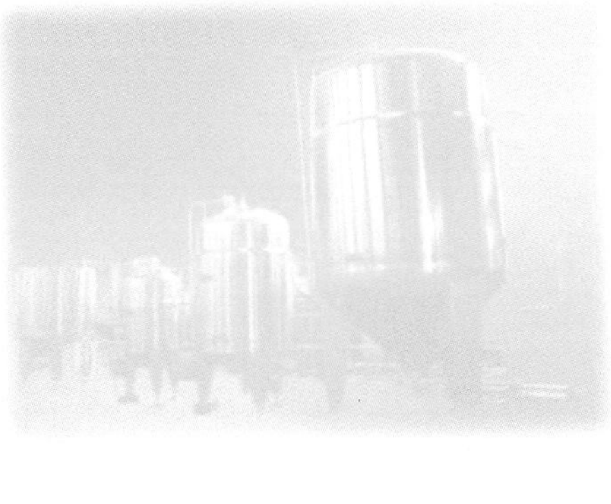

(三)礦物質類

鈣	三十八・三毫克
磷	一・八三公克
鉀	二・〇二公克
鎂	二四五・〇毫克
鐵	七・二毫克
銅	十四・七PPM
錳	九・一PPM
鋅	三十六・〇PPM
硒	〇・九PPM
總鉻	一・一PPM

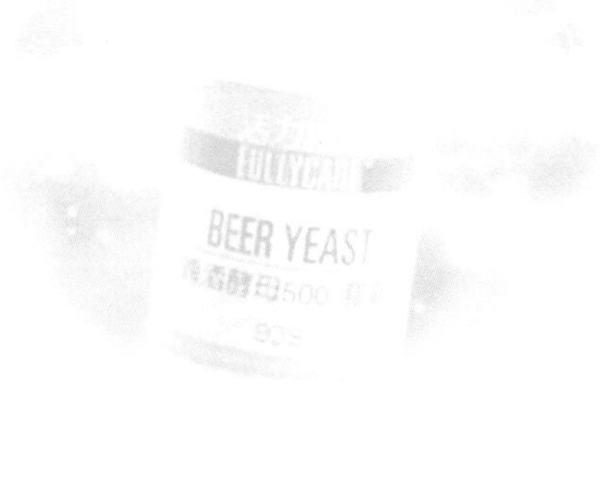

(四)其他

核酸	四・八%
谷胱甘肽	〇・二%

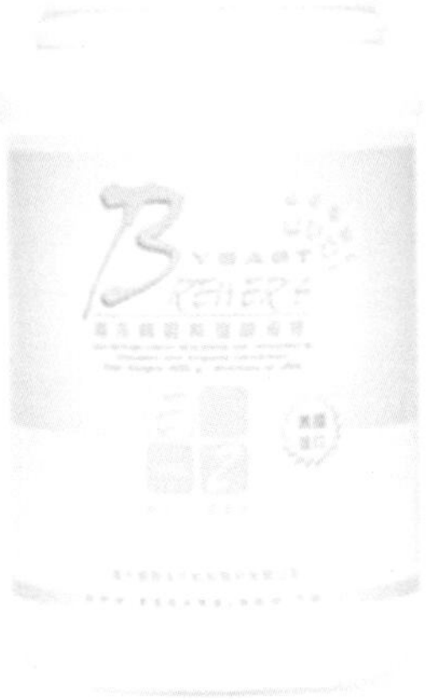

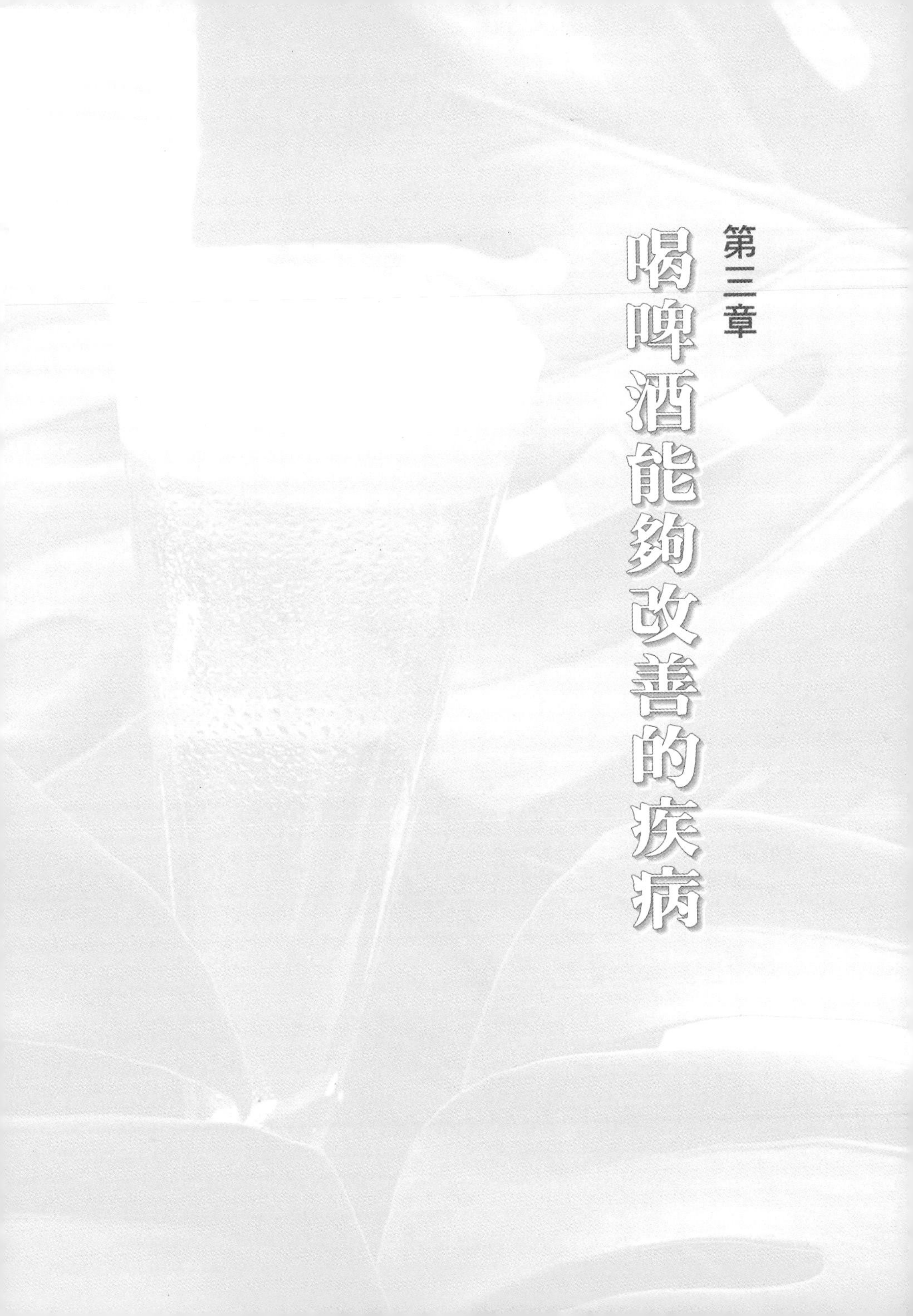

第三章

喝啤酒能夠改善的疾病

第三章　喝啤酒能夠改善的疾病

第一節　耳鳴，眩暈，重聽

內耳血管異常病（梅尼爾病）的病患時常會感到嚴重的眩暈、耳鳴，以及重聽。這是一種內耳的疾病，至今，這種疾病的起因還不甚清楚。

不過，發生梅尼爾病時，內耳狀態變化的樣子，醫學界已經很清楚。而啤酒強力的利尿作用，對於梅尼爾病患暈眩的改善非常有幫助。

位於內耳的「蝸牛管」（分辨聲音的器官）以及

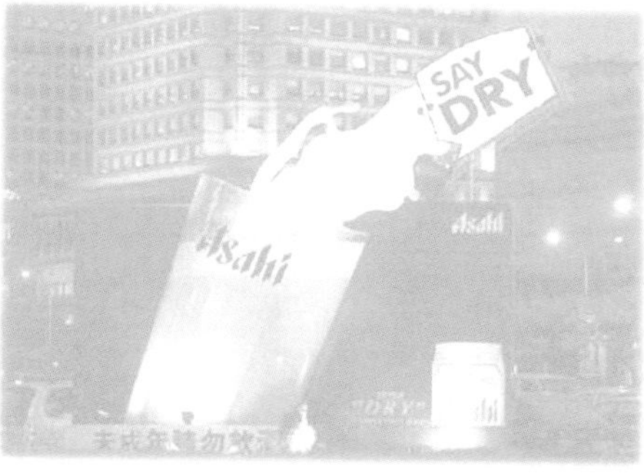

「三半規管」（司掌平衡感覺的器官），爲了濕潤神經之故，有所謂「內淋巴液」在流動。

引起梅尼爾病的時候，由於病患的內耳會蓄積太多的淋巴液，以致排水的情形會變成惡劣，結果呢？耳內的壓力就會上升。

對於處在這種狀態的病患，使用利尿劑或者副腎皮質荷爾蒙製劑時，初期的狀大多數能夠獲得改善。

但是使用副腎皮質荷爾蒙製劑一段時期之後，效果就會逐漸的不彰。

逢到這種時候，爲了使蓄積於內耳過多的水分能夠沖出來，必須實施內淋巴囊開放的手術。

爲了治療梅尼爾，必須使內耳部過高的壓力

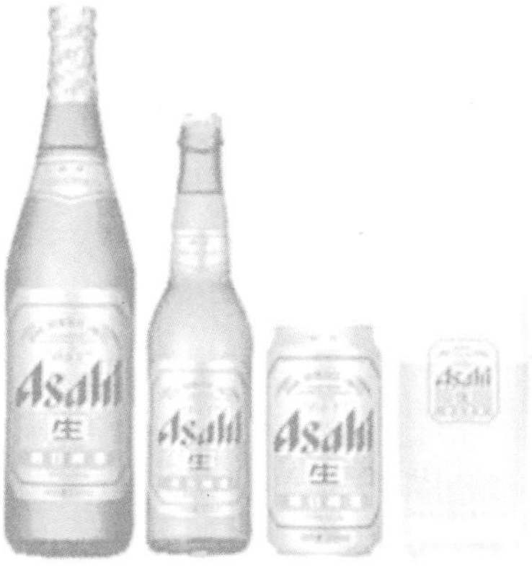

下降。在最初的治療階段，幾乎都使用利尿劑。由此可見，爲了改善梅尼爾病所引起的暈眩，必須採取利尿的治療法。

關於這一點，只要喝少量的啤酒，就可以改善暈眩症。

日本東大的野村教授（醫學院耳鼻咽喉系）遇到爲耳鳴所糾纏，引起暈眩時，都喜歡飲用適量（一、兩杯）的啤酒，以此替代利尿劑，終於把他的暈眩症治好。

有一天，野村教授如此的對他的學生們說：「最近，我的耳朵有一種閉塞的感覺，搞不好是罹患初期的梅尼爾病吧？爲了預防起見，從此我要飲用啤酒。」從此以後，野村教授每天都喝一、兩杯的啤酒。經過不久後，他就對學生們說：「我的耳朵已經沒有了閉塞的感覺。」

沒有開刀的必要

不久以後，有一位遠道而來的病患去拜訪野村教授的學生，並對其說：「我的兩耳重聽，又會時常感到暈眩。」

教授的學生診斷爲梅尼爾病，認爲不開刀的話可能好不起來。但是爲了愼重起見，他請恩師野村教授下診斷。

野村教授對那一位病患說：「我看，不必急著開刀。你不是居住於北海道嗎？那兒的啤酒最爲可口，你不妨喝一些看看。」

經過大約兩個月後，那位病患寫信感謝野村教授說：「我每天喝少量的啤酒後，不再感到暈眩了，耳朵不再重聽，變成很靈敏。」所以他不必開刀了。

啤酒的酒精濃度很低，但是它卻具有強力的利尿作用。這種的利尿作用使內耳過高的壓力下降，所以能夠大幅度的改善暈眩以及重聽症狀。

從此以後，野村教授的學生對於梅尼爾病的病患，不禁止喝少量的啤酒。有些病患在受診時，反而會向醫生說：「醫生，我不能喝啤酒吧？」

野村教授等人都會回答：「你可以喝少許的啤酒。如此不但沒有害處，反而能夠預防與改善暈眩以及重聽呢！」

反過來說，威士忌、伏特加等酒精濃度高的酒類喝了以後，反而會叫人感到暈眩，所以有暈眩狀的人千萬別飲用。

不過，所謂的暈眩病患能夠喝的啤酒，只是少量（每天一到兩杯）而已，並非指能夠大量的飲用。飲用過量的啤酒一旦酒醉，必然會感到暈眩，如此的話，反而對症狀有害。

至於對酒精非常敏感的人，縱然是有暈眩的症狀也不要飲用啤酒。這一類的人最好服用利尿劑。

喝少量的啤酒，不但對梅尼爾病有好處，對於很容易感到暈眩的人，也可以用來預防暈眩的發生。

多見於更年期婦女的自律神經障害，以及緊張焦躁所引起的暈眩，喝少量的啤酒也有效果。因爲除了啤酒的利尿作用之外，啤酒所含有的酒精亦能夠使緊繃的神經鬆弛，亦可以獲得催眠的效果。

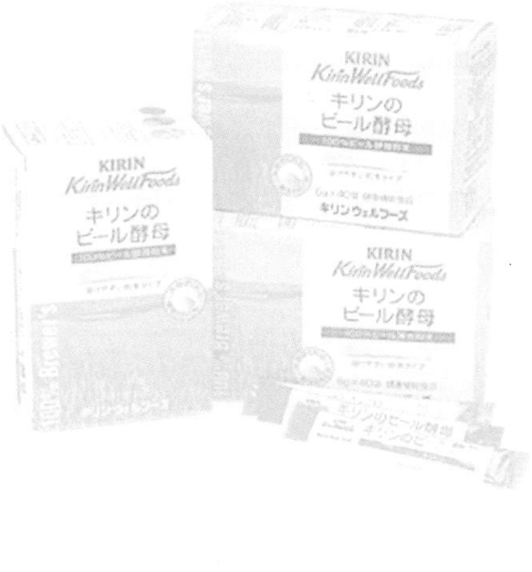

第二節　尿路結石

舅舅叫我喝啤酒

陳先生爲了健康而喝啤酒至今已經十年。「如今，喝啤酒已經成了他晚餐時的最大樂趣。正因爲如此，他不敢想像沒有啤酒的生活。」他如此的說。以下是他所談論的喝啤酒治好「尿路結石」的經過。

至今爲止，我喝過了很多種的啤酒。我一有空閒就會到台北市的酒肆閒逛，時常一口氣就購買三十多瓶的啤酒。到外縣市旅行時，只要看到不常見的啤酒時，我就會毫不吝嗇的購買。

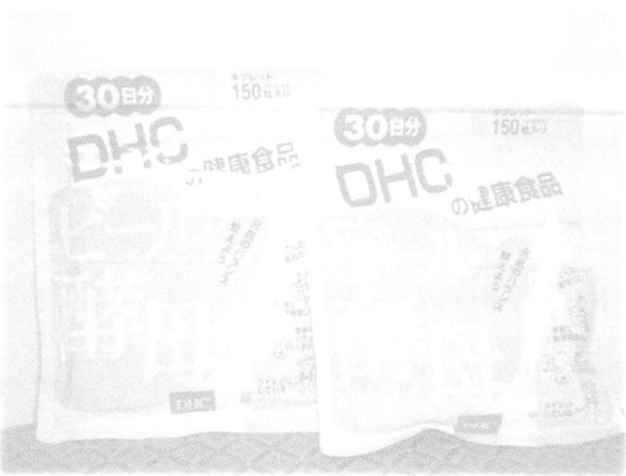

我的朋友們到國外旅行時，都忘不了帶一些珍奇的啤酒送給我。啤酒罐以及商標有不少設計得很精美。曾幾何時，我已經養成了收集啤酒罐的興趣。如今我已經擁有好幾百種不同設計的啤酒罐。它們都被我陳列於地下室，一有空，我就會去觀賞它們。

現在，我可以說被啤酒包圍著生活，但是一直到十年前為止，我始終不曾喝過啤酒。

我的家族都不善於喝酒，所以我認為自己也不例外，從來就不想飲用。我所以喝起了啤酒是有原因的。

在十五年前，我時常被尿路結石症糾纏，差不多每半年發作一次。症狀是側腹部突然感到激痛，彷彿有很多根刺在扎一般。尿裏混雜著血液。而且由於激烈的疼痛，嘴唇會變成紫色。

在那一個時期裏，前後三、四次被救護車送到醫院。

那時我的舅父還在當醫生。他看到我那種狼狽的模樣，叫我喝啤酒看看。舅舅說：「啤酒具有利尿作用，又可以改善血液循環，只要結石還不太大，在喝過一段時期的啤酒後，很可能就會被排泄出來。」

我試著喝幾口啤酒後，第一個感覺是它很美味可口。那時我就很後悔，爲什麼不早一些喝啤酒？爲什麼我會認爲自己不會喝酒呢？

身體狀況變好了很多

從此以後，我就跟啤酒結下不解之緣。不過，我每天只能夠喝三百CC左右，超過這個量的時候都會感到不舒服。正因爲如此，我在每天吃晚飯時，都會喝一罐啤酒。

在平常的日子裏，我每天只在晚餐時喝啤酒。不過遇到週末吃午餐時也喝一罐。每次我都配合老婆所做的菜餚決定啤酒的種類。

對於尿路結石的病患，醫生一般都使用開刀的方式取出結石，或者採取以超音波打碎結石的治療方式。總之，治療結石的方式有好多種。

想不到，我在不曾開刀以及接受超音波治療之下，只以喝啤酒的方式就治好了結石。

在那三年之內，我的尿路結石始終沒有發作，或許正如舅舅所說，我尿路的那些結石都被啤酒沖掉了吧？

自從每天喝少量啤酒以後，我的身體就逐漸的硬朗起來了。

這十多年來，我一直被自律神經失調症所糾纏，以致健康狀態一直很不好。最嚴重的是失眠症，以及出外時的暈車。貧血症也相當嚴重，時常會感覺到暈眩。

如今，我的暈眩症還沒有完全的好起來，但是失眠症幾乎完全癒治了。這會不會是啤酒所含有的少量酒精發揮出了作用呢？現在我已經能夠一覺到天亮。

我的貧血症也好了很多。

我一向並不偏食，但是食量一直很小。不過，自從每天都喝少許的啤酒以後，食欲就很明顯的被改善了，食量變大了一些，吃起任何東西都感到美味可口。同時我也開始吃一些豬肝。或許正因爲如此，貧血才被改善了吧？

飲用適量的啤酒後，由於利尿作用，將排泄大量的尿液。結果呢？很多的尿液將流過尿路，以致結石不容易被製造，至於已經被製造的結石也會被沖走，而被排泄到體外。

啤酒所含有的酒精與多酚能夠使精神安定下來，並消除緊張與焦躁。同時具有強力抗氧化作用的多酚亦能夠使血液循環轉爲良好。由於這些作用，自律神經的失調與失眠都能夠獲得改善。

第三節　糖尿病

長年以來我一直爲糖尿病所苦。在四年前又由於罹患大腸癌而開刀，在健康方面可以說非常的糟糕。

我經營一家小規模的公司。公司也有將近一百名的員工。我的最大願望是：「有生之年都在第一線打拼」，但是病倒的話，我充其量只能當虛有其名的老闆而已，這一點是我最不情願的，所以我決定先把身體弄好。

那時，我聽說含有酵母的生啤酒對身體很有好處，所以我躍躍欲試。

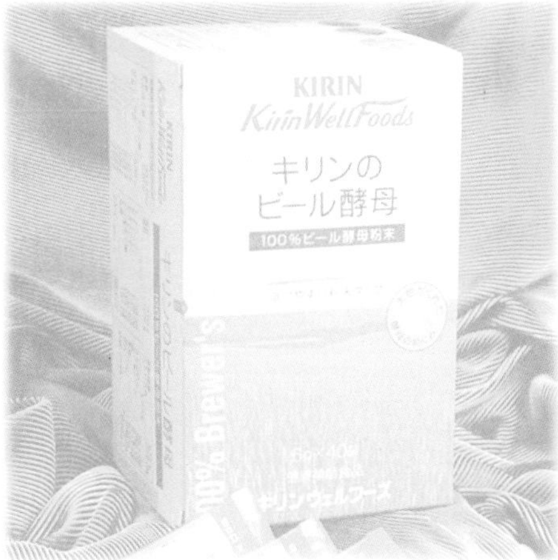

可是我不會喝酒。而且我也聽說過「糖尿病的人不能喝啤酒」。聽到了這一

句話，我立刻打消了想喝生啤酒的念頭。

但是，我的大兒子卻力勸我喝生啤酒。他對我說：「爸爸，生啤酒不含有玉米澱粉等的添加物，所以喝它以後肚子不會膨脹，您就試著喝一點點吧！」

於是從去年的一月初我就開始在晚餐時喝一杯（大約三百CC）生啤酒。

結果呢？每天在晚餐時都飲用一杯生啤酒之後僅僅十天後，我的血糖值就開始下降了。在這以前，我的血糖值始終在二〇〇mg/dl 上下，如今則降低到一二〇mg/dl。

這種快速的血糖值下降的現象，使我不敢相信是事實，但是由不同醫院檢查以後，血糖值都在一二〇mg/dl 上下。如此一來，我就不得不相信了。

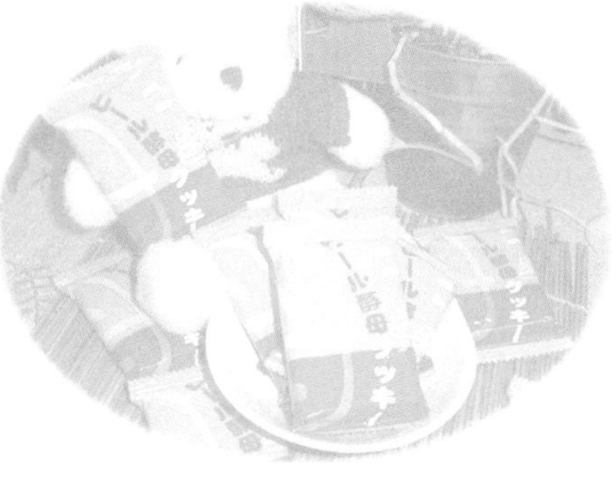

再繼續的喝生啤酒兩個月後，我一向很嚴重的便秘症也獲得明顯的改善。

我聽一位退休的醫生說過，喝生啤酒能夠使腸道活性化，所以能夠明顯的改善便秘症。我並不知道別人的情形如何？至少在我的身上是靈驗了。

能夠吃肉與油炸物

現在我最高興的一件事情，就是能夠吃自己想吃的東西。在大腸癌開刀以後，醫生很嚴格的限定了我的飲食。我那時又處於慢性的便秘狀態，所以一直缺乏食欲。

不過，自從喝生啤酒以後，我的食欲就逐漸的增加。雖然在量方面並不多，但是我已經能夠吃肉類以及各種經過油炸的食物。

因爲我的血糖值已經很安定，所以我就不再服用醫生所開立的糖尿病藥物。可能是不再用藥物的關係，胃腸的狀況也變得好多了。

我仍然在服用藥物的那一段時間裏，精神方面總是顯得不安定，時常無故的感到焦躁與不安。在喝啤酒一個時期後，我的大兒子時常對我說：「爸，您的脾氣變好了很多。」

我從年輕時就沒有酒量，所以只要稍微沾上一點酒就會頭暈目眩而睡不著覺。但是在喝少量的生啤酒後，反而變得能夠一覺到天亮。

以前，我時常失眠，所以早晨起不來。如今則剛剛相反，我只要一躺到床上，不久後就能夠睡著。以前我的眼睛周圍時常有浮腫的現象，現在則沒有那種現象。

我在喝生啤酒以後，血糖值很明顯的下降，便秘症也消失，食欲也跟著增進，健康情形也比往日良好很多。

第四節　痛風

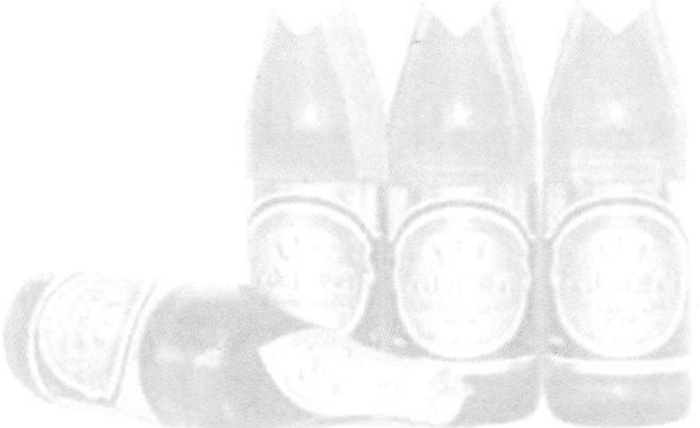

三年前，我的腳開始疼痛，因爲在這以前不曾有過這種的現象，所以我嚇了一跳！

我聽人家說過，所謂的「痛風」乃是腳趾會疼痛，但是我的疼痛部並非在腳趾，而是在腳踝。

更糟的是，那種疼痛越來越嚴重。遇到最嚴重時，甚至一秒鐘也無法站立呢！

我開了一家飲食店，我自己除了招呼客人以外，也必須進入廚房工作。但是遇到痛風發作時，我根本就沒有力氣到廚房工作。

在那以前，我根本就不去注意自己的尿酸值。正因爲如此，我第一次到醫院檢查尿酸值時，醫生雖然以嚴肅的口吻對我說：「你罹患了痛風。」但是我卻不很相信。

很遺憾的，我已經忘記了醫生告訴我的尿酸值。不過聽醫生的口氣，我的尿酸值好像很高。

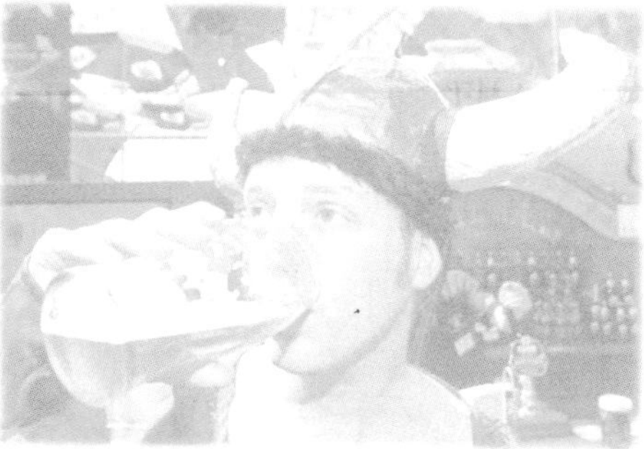

在學生時代，我熱中於西洋拳、柔道，以及棒球等的運動，不過自從學校畢業後，我就很少去運動。

我的身高爲一七一公分，體重卻有九十六公斤，可說是不折不扣的肥胖體型。而且，我一向喜歡喝啤酒。在之前，每天都要喝五到六大杯。

我不但喝大量的啤酒，對於佐酒料也選擇比較油膩的食物，從來就不吃清淡的食物。在這種情形之下，不罹患痛風才怪。

一直到一年半以前，我才飲用含有酵母的啤酒。有一天，時常到飲食店光顧的陳先生對我說：「徐老闆，你喝過含有酵母的啤酒嗎？據說這種啤酒對於痛風很有好處呢！」

「喝啤酒對痛風有好處？」這一句話我從來就不曾聽說過，反而聽過「喝啤酒不利於痛風」的說法呢！

但是，我在知道自己罹患痛風以後，仍然放不下了啤酒，一直在持續的飲用。「好吧！既然改不了喝啤酒的習慣，那就姑且換含有酵母的啤酒吧！」

從那天起，我就喝起了含有酵母的啤酒。

連膽石症也消失了！

喝「含有酵母啤酒」的第一個感覺是：它具有一種特別的苦味，這種味道是熟啤酒所缺乏的。那時我的第一個感覺是：這才是啤酒所具有的原始風味吧……

我也不知道，是否所有的愛好者都喜歡這個味道？不過，一旦喝起了含有酵母的啤酒後，我就愛上了它那種香醇又帶著微苦的味道。

從此以後，我每天大約喝含有酵母的生啤酒三～四百CC。每天都在吃晚餐時飲用。

很久以前，就聽到人家說，啤酒是痛風的幫兇，但是我在喝含有酵母的啤酒後，經過的情形跟這種說法剛剛相反。

本來，痛風最容易在寒冷的冬天發作。可是自從去年的秋季到春季之間，雖然氣溫相當的低，若是往昔，我的痛風必定會發作，但是我的腳踝始終不曾痛過。

從此，我才明白，這些都是含有酵母的啤酒發生了功效。

醫院的醫生開立的痛風藥，至今仍然剩下很多，因爲痛風始終沒有發作過。我只飲用號稱「痛風幫兇」的含酵母啤酒，說起來的確叫人難以相信。

但是我很注意飲食方面。凡是能夠使痛風惡化的所謂「尿環」（PUBINE）食物，我再也不敢吃。

很可能是我飲用含有酵母啤酒的關係，在健康方面，我還有另外一種收穫。那也就是膽結石不再做怪了。

在六年前，我開始受到膽結石的折磨，時常會排出細小石子。不過在喝含有酵母的啤酒後，再也不見膽石被排泄了出來。

或許，含酵母的啤酒對腎臟也產生了良好的作用，因爲我能夠很順暢的排出小便，再也沒有了排小便時的刺痛感覺。

我的顧客中有一些訴說被便秘所苦，我勸她們喝少量的啤酒後，她們都對我道謝，說是便秘症已經消失。

我喝了自己喜歡的啤酒之後，竟然克服了痛風與膽結石，收到了一箭雙鵰的好結果，我實在很感激。

啤酒具有很良好的利尿作用，所以腎臟與尿路有結石的人，只要飲用適量的啤酒，就能夠把結石，以及變成結石的成分排到體外，藉此改善膽結石。

啤酒酵母的繁殖力很強，進入人體內以後，能夠防止腸內惡菌的繁殖，又能夠發揮出纖維一般的效果。

如此一來，當然就能夠促進通便，消除便秘的原因。爲了健康著想，不妨每天都喝少量啤酒。

第五節　更年期障害，骨骼疏鬆症

在大都會裏，時常能夠看到婦女捧著大杯子，很暢快的在喝啤酒。

最適合於啤酒的佐料，說來說去，還是以毛豆最好。因爲它對於女性具有最良好的作用。

這種所謂的「良好作用」，也就是指緩和女性更年期障害的作用。不僅如此而已，根據醫學專家的研究，啤酒與毛豆的組合最能夠消除自由基（活性氧）。

製造啤酒原料的啤酒花具有類似女性荷爾蒙的作用，因此可以補充更年期所不足的女性荷爾蒙。

如果喝啤酒時佐以毛豆的話，補充女性荷爾蒙的能力將倍增。因爲毛豆含有

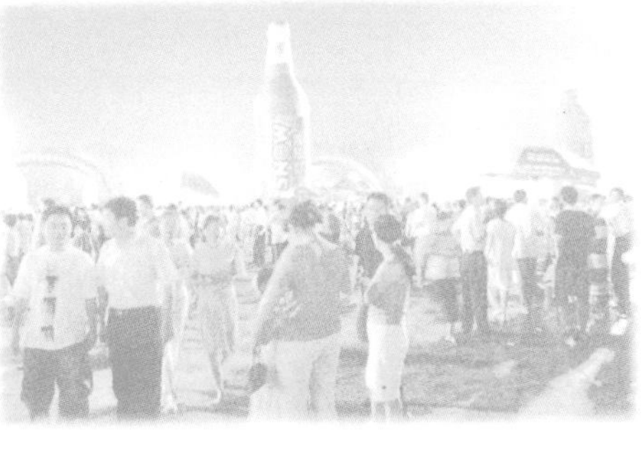

一種叫「異黃酮」的多酚。這種的異黃酮也具有類女性荷爾蒙的作用。

異黃酮加上啤酒花的相乘作用，最能夠改善更年期障害所帶來的肩膀痠痛、怕冷症，以及皮膚粗糙等症狀。

美國的醫學界對於毛豆很注重。

根據美國方面的研究，對於更年期障害所引起的骨骼疏鬆症，毛豆最具有改善與預防的效果。

然而，啤酒與毛豆的組合所帶來的效果，並非只有如此而已。

自由基的剋星

日本東北大學教授的大久保博士，長年

從事於豆類的研究。當他在探討皀角玳（植物所含有的一種配糖體）的機能時，碰到了不可思議的現象。

大久保博士把這種現象命名爲「XYZ系消除活性氧的光體」。

爲了生存下去，我們絕對不能缺少氧氣，但是進入體內的氧氣有一部分會變質，而製造出活性氧。

這種活性氧也就是製造以癌症爲始的種種疾病的元凶。

於是，大久保博士做了如下的實驗。

直到如今，我們都知道活性氧帶給人體的害處，但是也發現了防止活性氧之害的物質，那就是所謂的「抗氧化成分」。

我們就是藉著攝取含有抗氧化成分的物質，藉此從活性氧之害保護身體。

現在，我們就把啤酒當成X，而把防止其害的成分之爲Y。這種「Y」包含於茶葉的「兒茶素」，而啤酒也含有這種的「Y」。

大久保博士把活性氧裏加入抗氧化物質，再仔細的觀察。到了這個階段，還沒有什麼變化，但是再加入一種物質「Z」以後，就產生了驚人的變化。

原來，活性氧（X）被轉換成光能源，而完完全全的消失。也就是說，活性氧被加上某種條件後，將被變換成光體而消失。

由這一件事實不難知道，消除活性氧的物質爲「Z」，而其正是含有皀角玳的毛豆。

換言之，對於給人體帶來害處的活性氧，只要攝取毛豆與啤酒，就可以把活性氧消除掉。

被稱爲抗氧化物質的啤酒也有很多種類，作用也各有不同。同時以「Z」來說，除了毛豆以外，還有不少的食物。

喝啤酒時以毛豆爲佐料的話，對於改善女性更年期障害很有幫助，亦可以消除所有疾病之源的活性氧。

如果妳想喝少許啤酒消暑的話，別忘了以毛豆爲下酒菜。

第六節　高血壓

我一向對自己的體力充滿了自信，一直到五十五歲為止，不曾住過院，很少有病痛發生，所以不曾在健康方面花很大的精神。

萬萬料想不到，到了五十五歲那一年的生日前天，我在老婆陪伴之下到醫院接受健康檢查。結果呢？醫生對我說：「你的血壓高了一些，最大收縮壓為一六五mmHg，最小舒張壓為九〇mmHg。」聽醫生如此說時，我有一點驚訝。

醫生說我的血壓高，可是我並沒有任何的自覺症狀，所以我不是很在意。一六五mmHg的最大收縮壓並不算太高，但是醫生既然叫我注意飲食生活，我就開始稍微節制很鹹的食物，在日常生活方面盡量的放輕鬆一些。

這種的狀態大約持續了兩個月的時間，但是我的最大收縮壓仍然停留於一六五mmHg，最小舒張壓也在九十mmHg上下。

的。

我感覺到有一些灰心，不想再節制鹹的食物，因爲我認爲自己的努力是白費的。

那時，我去參加一次書展。有一家出版社的新書，報導喝啤酒的好處。但是那不是一般所謂的熟啤酒，而是含有豐富酵母的生啤酒。

看到了那一本書的報導，我才想起了十多年前，到德國柏林時喝到的啤酒。德國的啤酒非常的美味可口，至今我仍然忘不掉那種香醇的味道。於是，我就到超市購買含有酵母的生啤酒。一回到家我就立刻喝了它。想不到，它的味道就跟我在德國喝過的啤酒一樣！

那種味道深深地吸引了我。本來我就很喜歡喝酒，只要是酒類我都喝過。想不到，在喝過那種含有酵母的生啤酒後，我變成了不喜歡喝別種的酒，而只愛喝那種含有酵母的生啤酒。

在晚餐時，我每天都喝一罐三百五十CC的含酵母的啤酒。就如此喝呀喝的，我的血壓開始下降了。

那時我已經購買了一個家庭用的血壓測定器，早晚各量血壓一次。大約喝含酵母啤酒三個月以後，最大收縮壓已經下降到一四〇mmHg左右，最小舒張壓也下降到八十五mmHg上下。

如今，我的血壓仍然保持這個數值。

在這一段時期之內，我除了用含有酵母的啤酒以外，並沒有服用任何的藥物，所以我敢說，我的血壓之所以會下降，都是喝啤酒的緣故。

精神的緊張與焦躁會使體內的糖分增加，引起體內積存鈉的作用，所以會使血壓上升。

喝啤酒之後能夠使排尿量增加，所以能夠把多餘的鈉排出體外。高血壓所以能夠獲得改善，正是這種作用。不過在喝啤酒時，不要以含鹽分多的食物下酒。

第七節　白內障

如今，很多人已經知道老化以及疾病的最大原因爲活性氧（自由基）。關於這一點，眼睛的老化也一樣。白內障等眼睛的老化也是活性氧所引起。

眼睛的水晶體作用與攝影機的鏡頭相似，本來爲無色的透明體，能夠使外面的光線通過。眼睛表面的瞳孔部分有角膜。從角膜後面到水晶體之間，蓄滿了房水，水晶體所需的營養就是透過房水補給。

這房水之中，有少許過氧化氫存在。過氧化氫的成分就與雙氧水相同，能夠防止眼睛感染雜菌。

如果房水裏的過氧化氫太多的話，將製造出活性氧，使水晶體氧化的結果，眼睛就會急速的老化。

眼睛老化的一種現象是白內障。罹患白內障以後，水晶體將將逐漸變成混濁，使眼睛變成模糊，最嚴重的時候將使人失明。

欲防止活性氧所引起的白內障等的眼睛老化，必須攝取抗氧化的飲食物。在所有抗氧化飲食物之中，最受到注目者就是啤酒。

能夠修復細胞核

能夠預防與改善眼睛老化（白內障等）的啤酒成分爲維他命B_2以及核酸。

啤酒含有十多種的維他命類，其中含維他命B_2最多。維他命B_2能夠對眼睛裏的谷胱甘肽發生作用，藉此改善白內障等眼睛的老化。

眼睛組織裏面，有氧化型谷胱甘肽、還元型谷胱甘肽，以及具有抗氧化作用的谷胱甘肽還元酵素。

由於谷胱甘肽還元酵素的作用，氧化型谷胱甘肽將再被製成還元型谷胱甘肽。

這種還元型的谷胱甘肽能夠分解房水中的過氧化氫，防止活性氧在水晶體中產生。

谷胱甘肽還元酵素把氧化型谷胱甘肽製造成還元性谷胱甘肽時非得有輔酶不可，那「輔酶」就是維他命B_2。

啤酒所含有的維他命B_2以「輔酶」的角色，幫助還元酵素作用的結果，水晶體被活性氧「加害」的機率將大幅度的降低，所以能夠預防白內障的發生以及加重。

核酸爲細胞核的構成成分，含有很重要的遺傳因子（DNA）。一旦活性氧傷害了遺傳因子以後，蛋白質就會變化。如果在水晶體中發生的話，由於蛋白質的變化，水晶體變成白濁，以致發生白內障。

爲了修復被活性氧所傷害的遺傳因子。非得有核酸修復酵素與核酸成分的材料不可。核酸成分材料就具有強力的抗氧化作用，所以能夠抑制活性氧的作用，對於細胞核的修復非常有幫助，所以能夠預防白內障的發生。

啤酒酵母是釀造啤酒必要的微生物，所以喝含有酵母的啤酒就能夠對白內障等的眼病產生效果。

如果是爲了預防白內障而喝啤酒的話，每天飲用一罐啤酒就夠了。

第八節　動脈硬化

根據最近的一項研究得知，喝適量的啤酒就能夠預防動脈硬化，並且又能夠防止心臟病的發生。

荷蘭營養食品研究所的亨多克斯博士等一行人，最近在英國權威性的醫學雜誌發表了他們的研究結果。這項研究非常的受到注目。

亨多克斯博士做了一次實驗。他把四十位男士分成四組，他叫A組的十名男士在晚餐時喝啤酒，B組的十名男士喝紅葡萄酒，C組的十名男士喝琴酒，D組的十名男士喝水。

連續的喝了三個星期之後，再觀察四組男士血液中「同半胱氨酸」（HOMO-CYSTEINE）的變化。

血液中的「同半胱氨酸」增加太多的話，將傷害到血管壁，或者引起動脈硬化，因此它被認爲很容易引起動脈硬化以及心臟病的物質。

「同半胱氨酸」的濃度上升時，白血球之一的好中球就很容易附在血管壁。好中球一旦附著於血管壁，它所製造出來的大量酵素以及活性氧，將破壞血管內壁的細胞，使血栓容易形成，所以動脈硬化會加重。

所以只要減少「同半胱氨酸」的量，就可以預防動脈硬化的發生。

亨多克斯博士在舉行上述的實驗後得知，喝啤酒那一組男士體內的「同半胱氨酸」量，比喝水那一組的男士少。而喝紅葡萄酒以及琴酒的那兩組男士，他們體內的「同半胱氨酸」量比喝水的那一組人高出八～九％。

由此不難知道，只要喝適量的啤酒，血液中的「同半胱氨酸」量就會減少，因此可以預防動脈硬化，以及心臟病。

「同半胱氨酸」量所以會減少，與啤酒中所含有的維他命B_6有關連。

「同半胱氨酸」被分解的結構有兩種，而維他命B_6與這兩種都有關連。

喝啤酒補給維他命B_6的話，就能夠促進「同半胱氨酸」的代謝，使它的濃度降低，所以能夠預防動脈硬化。

能夠增加對身體有益的膽固醇

不久前，夏威夷心臟病研究所的肯南博士發表一篇論文說，適量的喝酒能夠預防狹心症、心肌梗塞等的心臟疾病。

肯南博士以將近八千名（四十八歲到六十八歲）不曾罹患心臟病的人為對象，舉行了為期六年的追蹤調查。結果呢？他獲知喝適量酒類的人罹患心臟病的危險比較低。

這裏所謂的「適量」，以酒精計算為十五毫升，以啤酒來說，等於大瓶的三分之一。

美國政府在麻州舉行大規模調查的結果，也得知喝少量的酒能夠預防心臟病。這一次，他們以四十名喝酒但是不抽煙的人為對象做實驗。

結果得知，一星期喝十六罐啤酒的人，他們血液中的「HDL」（對人體有益的膽固醇）濃度比一般人為高。

在膽固醇之中，對人體有害的「LDL」增加時，將很容易引起動脈硬化。但是「HDL」膽固醇卻是對人體有益，因為它能夠預防與改善動脈硬化。

血液裏的「HDL」比較多時候，就很難引起動脈硬化，所以也不容易罹患狹心症以及心肌梗塞。

日本慶應大學的教授們也發表了有關酒精與「HDL」的研究結果。

慶應大學的教們在研究後得知：一天喝二十五～七十五公克酒精的人，比起完全不喝啤酒的人來，血液中 HDL 膽固醇的含量比較多。

二十五～七十五公克的酒精，相當於半瓶到一瓶半的啤酒（小瓶）。

喝啤酒的好處，除了減少「同半胱氨酸」，以及增加 HDL 膽固醇之外，酒精本身也有預防動脈硬化的作用。

酒精能夠擴張血管，促進血液循環。酒精也能夠消除精神的緊張與焦躁。

啤酒的利尿作用也能夠有效的預防動脈硬化。攝取過多的鹽分為動脈硬化的原因之一。喝啤酒的話，體內多餘的鹽分將隨著尿液被排泄到體外，所以能夠減少動脈硬化的危險。

第九節　增強胃腸的功能

喝啤酒會增進食欲，因此往往會使人吃太多，所以健康的人在喝啤酒時，最好小心勿吃太多，以免體重節節上升。

反過來說，對於胃腸機能比較弱的人來說，喝啤酒將能夠促進胃腸的機能，使消化能力大幅度增進，所以胃腸弱的人不妨喝一些啤酒。

爲什麼喝啤酒能夠使胃腸的機能變爲良好呢？那是因爲啤酒含有的適量酒精能使胃腸的機能變得活潑的緣故。如果在飯前或者吃飯時喝啤酒的話，它就能夠幫助食物的消化。

啤酒的酒精濃度大約是四・五～七％，比起其他的酒類來說低很多。可是這種低濃度的酒精最能夠刺激胃部，促進胃酸的分泌。

低濃度的酒精，能夠使來自胰臟的胰朊酶分泌旺盛。

啤酒能夠提高胃液分泌這一事實，已經由實驗獲得證明。醫學專家使用啤酒、牛奶、咖啡等九種飲料，做了一項實驗，看看何者對胃液分泌的影響比較大。結果呢？獲知啤酒對胃液分泌的影響佔第二，僅次於牛奶，而遠遠領先咖啡。

研究者表示：這種現象與啤酒與牛奶所含有的蛋白質有密不可分的關係。產生啤酒獨特爽快感的碳酸瓦斯，能夠刺激胃壁，促進胃液的分泌，藉此增加食欲。同時，啤酒苦味成分的啤酒花亦能助長胃腸的消化。

歐洲人很懂得利用啤酒的藥效。

德國人在病人的流質食物裏加入啤酒，期望他快一點康復。英國人遇到感冒時，喜歡吃「黑啤酒加蛋」。

以前，醫生不允許胃潰瘍以及十二指潰瘍的人喝酒，但是這已經變成過去。對於那些以緊張焦躁爲原因，而胃酸變成稀薄，引起消化障礙的病患，反而叫他們喝一些酒。

以所有含酒精的飲料來說，酒精濃度最低的啤酒，可說最適合於病患飲用。

亦有助於通便

根據最近的實驗，喝啤酒也可以減少膽結石所帶來的危險。芬蘭首都赫爾辛基的公衆衛生研究所，曾經以兩萬七千名的男性爲對象，研究他們的飲食，前後達三年之久。

研究結果獲知，每天喝一～兩杯啤酒的人，他們出現膽結石的危險性減少了約四十％。啤酒何以能夠減少膽結石的發生率呢？其理由還不太清楚。

不過，參加這一項研究的畢多尼博士透露，很可能是與酒精的利尿作用有關連。

啤酒原料的啤酒花所含有的成分，能夠阻止鈣質溶入尿液裏面。鈣質正是形成結石的原因，很可能是由於這種的作用，膽石的形成才被抑制。

英國著名的醫學雜誌也刊載著：適量的酒精能夠預防膽結石的論文。

英國普利多爾醫院的醫生們提出報告說，每天飲用適量的酒就可以減少膽汁中的膽固醇，所以不會製造出膽固醇膽結石。

所謂的「膽固醇膽結石」，也就是指膽汁中的膽固醇凝固而形成的膽結石，經過研究後，醫學權威也確定啤酒能夠提高膽囊的功能。

芬蘭的醫學教授們以五十名男子爲對象，舉行調查研究，看看啤酒會給胰臟何種影響時，證明了它能分泌出一種促進膽囊收縮的荷爾蒙。這種作用，並不能在其他的酒精飲料中看到。

膽汁的分泌不足就會導致便秘。啤酒能夠促進膽汁的分泌，所以便秘的人不妨適量的喝它，把它當成一種緩下劑。啤酒不僅能夠促進膽汁的分泌，亦可促進其他消化液的分泌，所以不妨把它當成廣泛的整腸劑使用。

健康的人爲了消除緊張焦躁，不妨喝適量的啤酒。至於胃腸弱的人也不妨利用啤酒的藥效，使用它來增進食欲以及促進消化。

第十節　健忘，痴呆症

對於我們日常所飲用的啤酒，它不僅是大眾所喜愛的嗜好品而已，同時它也具備著種種的藥效。

啤酒含有強力的抗氧化成分，所以只要適量地飲用，就可以收到預防健忘、痴呆，以及腦梗塞的效果。根據歐、日等的研究結果，獲知啤酒含有所謂「多酚」的強力的抗氧化力。

所謂的「多酚」，乃是植物含有的色素成分。植物爲了避免在強烈陽光下氧化，所以具備了各種的色素，這種色素成分具有強力的抗氧化作用。

我們的體內會大量地產生活性氧（毒性很強的氧氣），它也就是我們老化以及生病的原因。

多酚能夠憑它強力的抗氧化作用，抑制活性氧之害，對於預防老化與疾病很有幫助。

啤酒的原料爲麥芽以及啤酒花。

所謂的「麥芽」，乃是使麥在適度的濕度與溫度下發芽。這種麥芽含有大量的酵素，能夠使啤酒品嚐起來有香醇的味道。

「啤酒花」是屬於大麻科的一種蔓藤植物，它給予啤酒一種特有的苦味以及香味。

啤酒的多酚包含於麥芽與啤酒花。在啤酒含的多酚類中，所謂「伊索芬隆」的多酚，最能夠發揮出強大的抗氧化力。

雖然同樣是啤酒，它們所含的多酚量並不一樣。一般說來，黑啤酒以及百分之百麥芽的啤酒，它們所含有的多酚比較豐富。

在世界所有的啤酒裏面，具有最強大抗氧化力者爲愛爾蘭生產的黑啤酒「吉尼士」。

對啤酒這種飲料，因爲一次飲用的量比較多，所以多酚的攝取量也自然能夠增加，因此能夠獲得更爲強大的抗氧化力。

亦能夠防止心臟病

在抗氧化作用方面，特別値得期待的是：腦部動脈硬化所引起的痴呆以及腦梗塞。活性氧具有使細胞消滅的作用。活性氧作用於細胞膜的時候，細胞膜就會溶解，以致細胞會遭受到破壞。

如果活性氧作用於細胞核的話，細胞核的DNA（遺傳因子的本體）就會變性，而喪失正常遺傳因子的作用，甚至會成爲致癌的原因。

尤其是腦部產生活性氧，腦的神經細胞受到傷害時，由於腦部的神經細胞不能夠再生。所以腦部會受到很大的打擊。

事實上，當我們觀察老化的腦部時，就可以在那兒看到活性氧變化的氧化物。

活性氧所造成的氧化物累積於腦部以後，它就會變成異物，而使腦部的神經機能降低。同時，腦部的細小動脈、毛細血管的細小血管也會被氧化物阻塞，而引起血行障害。

腦部血行產生障害後，就會導致痴呆及健忘症。

飲用啤酒使多酚發揮抗氧化作用的話，就能夠避免腦部受到活性氧的惡劣影響，所以能夠預防氧化物的產生，避免血管阻塞所帶來的痴呆、健忘症，甚至腦梗塞。

歐美方面，曾經利用紅葡萄酒所含有的多酚，番茄所含有的茄紅素、維他命E等抗氧化物質，在人類以及動物身上做實驗，結果證明了那些抗氧化物質能夠改善與預防老人痴呆症。

啤酒也含有豐富的多酚。既然如此，它當然也可以發揮出預防痴呆以及腦梗塞的效果。

喝啤酒不僅能夠攝取到多酚，當然也可以攝取到酒精。酒精具有增加「HDL」（對人有益的膽固醇）的作用，所以也具有少許預防動脈硬化，以及腦梗塞的效果。

到目前爲止的研究顯示：喝適量啤酒的人，比完全不喝啤酒的人，罹患心臟病的比率比較低。

不過，大量而無限制地飲用啤酒的話，罹患肝病以及腦中風的比率就會增加。

以酒精量換算的話，一天喝六百CC以下的啤酒對健康有好處。喝啤酒時的下酒菜最好選擇不油膩，而含有豐富維他命與礦物質的食物。

第四章

「啤酒加優酪乳」的瘦身健康法

第四章 「啤酒酵母加優酪乳」的瘦身健康法

(一)啤酒酵母

對於「啤酒酵母」這四個字，或許有不少人會感到陌生。根據正確的說法，它應該被稱之為「剩餘的乾燥啤酒酵母」。

所謂的「酵母」，乃是指把糖類分解成酒精與碳酸瓦斯的微生物。它也是釀酒不可或缺的微生物。

啤酒酵母是麥芽的澱粉被分解成麥芽

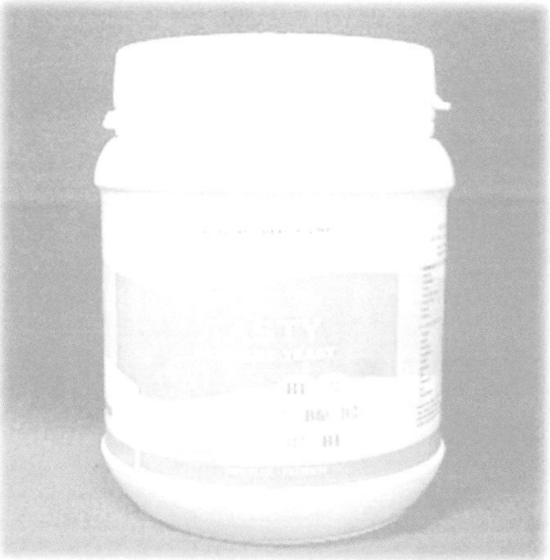

糖，再由乙醇分解時所產生的能源，而且會不停的增殖。爲了製造一罐啤酒（三百六十ＣＣ），非得有兩百億個的啤酒酵母不可。

製造一瓶一公升的啤酒必須使用三千兩百粒大麥，而產生的乾燥啤酒酵母約有一公斤之多。也可以說，一公斤的乾燥啤酒酵母吸收了三千兩百粒大麥的營養素。

啤酒酵母以人類無法在體內合成的氨基酸爲始，含有十種以上的氨基酸類，維他命Ｂ群，食物纖維、鐵質等的礦物質，營養價值非常之高。

由於啤酒在紫外線照射不到的發酵槽裏被製造，沒有所謂的「光合作用」。所以並沒有很多的葡萄糖被製造出來。正因爲如此，它的營養價值雖然很高，但是屬於

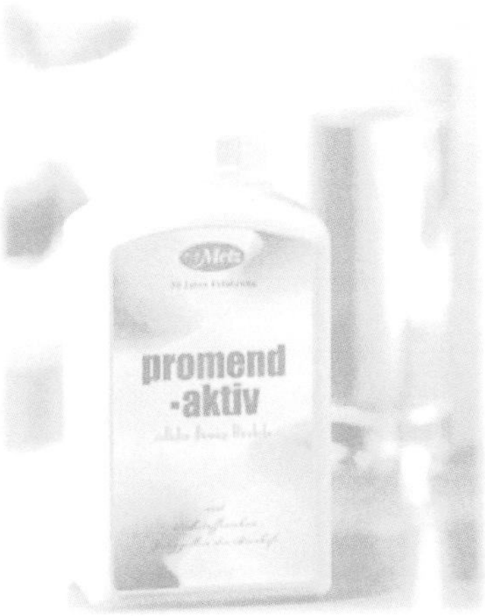

低卡路里食品。

製造啤酒所剩下來的啤酒酵母，在經過加熱乾燥的步驟，使它的細胞壁受損，以便使它的營養素有效率的被吸收，這也就是所謂的乾燥酵母。

啤酒酵母製劑放入嘴裏食時有一種苦味。那是造啤酒時加入的啤酒花在作怪。在藥理學方面來說，這正是所謂的「苦味健胃作用」。

通常，啤酒製造公司所生產的乾燥剩餘啤酒酵母，大約有五十％被當成藥品的原料，二十％被當成調味料，其餘的三十％則被當成飼料使用。

聽到了「啤酒酵母」被當成調味料使用時，你或許會感覺到很意外。事實上，在市面上就有廉價的啤酒酵母出售。這種粉末狀的啤酒酵母通常被當成調味料使用。下面將介紹的「減肥妙法」就是使用粉末狀的啤酒酵母。

使用咖哩烹飪肉類時，只要加入少許的啤酒酵母，就會變得更爲美味可口。有些人在烤肉用的調味醬加入粉末酵母，如此的吃法，倍增烤肉的風味。

啤酒酵母具有降低血糖值、降低血壓作用、抑制致癌的作用、提高腦部的功能等等……對維護健康方面非常有益處。

啤酒酵母也含有豐富的維他命B_2、維他命B_6等對美化皮膚有幫助的維他命。由於它也含有很充足的食物纖維之故，能夠整腸，並有助於通便。

啤酒酵母也含有孕婦最需要的鐵質以及鈣質。它是一種孕婦最爲理想的營養補助品。正因爲如此，啤酒酵母可說是最理想的健康食品。

啤酒酵母亦能夠促進腸內乳酸菌的發育。有些人以食用啤酒酵母的方式減肥。結果呢？不但肥胖的問題獲得解決，就連過高的血糖值也恢復入了正常的範圍。

(二)優酪乳

所謂的「優酪乳」，乃是指牛奶加入乳酸菌，經過乳酸發酵後而製成者。

「乳酸發酵」是指乳酸菌利用乳糖、蔗糖等的糖分發酵，而製成乳酸的過程。

乳酸發酵所形成的所謂「乳酸」的物質，將使牛奶中所謂「酪朊」的蛋白質變成不溶水的物質，而凝固了起來。

因爲不含有乳糖，所以優酪乳所含的卡路里比牛奶低。而且又是利用乳酸製造，所以優酪乳比牛奶能夠保存得更久。

乳酸菌具有抗癌作用、抑制消化器官的潰瘍作用、整腸作用、消炎作用等種種的保健效果。

乳酸菌的保健作用很溫和，所以欲期待它的健康效果的話，必須長期的持續飲用。

在所有優酪乳的保健作用中，有一些效果在三天內，甚至在翌日就會顯現者。那就是利用優酪乳刷牙（以對付牙周病）。

利用乳酸菌來驅逐幽門桿菌，也是在比較短期內能夠收效的方法。幽門桿菌爲胃炎、胃潰瘍，以及胃癌的原因。

乳酸菌的保健作用很確實。

優酪乳的保健作用大部分都是乳酸菌所使然。但是關於乳酸菌方面最好有正確的認識。由於很多人喝優酪乳，所以認爲乳酸菌對人類很有益處。

事實上，大部分的乳酸菌對人類的生活有害。

所謂的「乳酸菌」，乃是使用碳水化合物等的糖質，製造出以乳酸等「酸」的細菌總稱。在這些乳酸菌中，只有比菲德氏菌爲好菌。

大部分的乳酸菌爲使食品腐壞的惡菌。在學術以及報導方面，只有好乳酸菌（比菲德氏菌）被提了出來，以致事實被歪曲。

不過，這裏所報導的減肥法所使用的優酪乳爲好菌，它對於身體只有保健效果，並沒有任何負面的作用，請放心的做爲參考。

第一節　「啤酒酵母」加「優酪乳」的功效

啤酒酵母與優酪乳都是很良好的食品。尤其是對欲減肥的人來說，啤酒酵母加優酪乳最能滿足對減肥健身的需求。

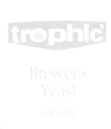

這一句話怎麼說呢？大家都知道，「不吃必定能夠減輕體重」的原理。只要以營養豐富、低卡路里的酵母優酪乳爲主食，減少一天所攝取的總卡路里量，如此就能夠順利的減肥。

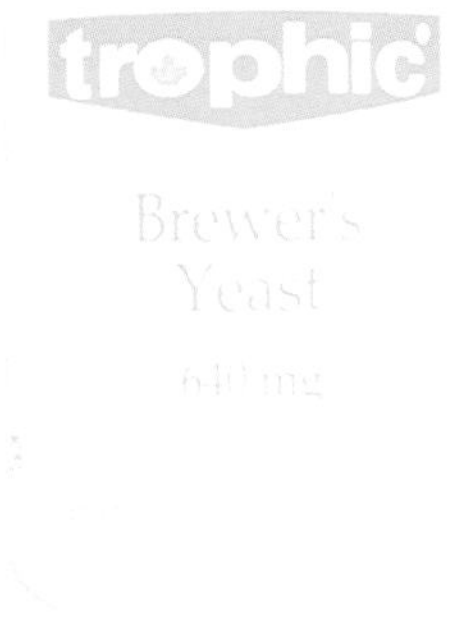

爲了證明這一點，你不妨在感到饑餓時，在大約八十公克的優酪乳中加入五～六公克（約一大杯，或者兩小匙）啤酒酵母粉末，把它們攪拌以後再吃。如此一來，饑餓感以及空腹感立刻會消失，肚子就會有飽足感，不過，並非肚子膨

脹的感覺。

如此製成的「減肥料」稱之爲「酵母優酪乳減肥食」。

上述攪和而成的「酵母優酪乳」量定爲「一單位」（一單位的「啤酒酵母」約有九十公克）。

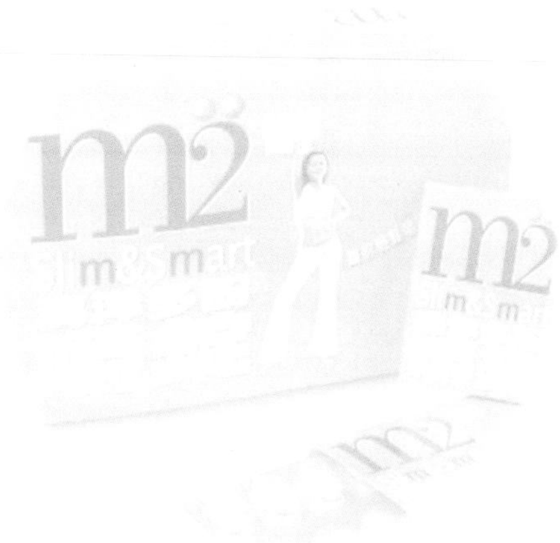

「酵母優酪乳」是一種卡路里很低的食物。

儘管「酵母優酪乳」的卡路里非常之低，但是它所含有的維他命、蛋白質、礦物質以及食物纖維卻是非常的豐富。

最叫人感到訝異的是：不管肚子多麼的饑餓，只要吃下一單位的「酵母優酪乳」，在食後，饑餓感、空腹感立刻會煙消雲散。

一個單位的「酵母優酪乳」量很少，根本就不能使人有飽足的感。可是吃了它以後，空著肚子的感覺爲何會消失呢？

關於這一點，專家們曾經做了一次實驗。他們安排三十位男女在空著肚子時喝了兩杯麥茶。

結果呢？接受實驗者都說他們的肚子只感到脹滿而已，並沒有像吃了酵母優酪乳後，能夠有一種吃飽食物的滿足感。

同時，單獨的喝優酪乳，或者單獨吃啤酒酵母後，也沒有獲得飽食的感覺。

由此可見，這種空腹抑制的作用，並非啤酒酵母或者優酪乳單獨帶來的效果，而是兩者合併才能帶來的效果。

酵母優酪乳的空腹抑制效果，在吃了它以後，很快的就能夠察覺到。或許那是由於在吃了酵母優酪乳後，某種的情報會傳到腦部，而關閉了間腦中的饑餓中樞吧！

那麼，那種情報在哪兒被收到的呢？至今爲止，學者們認爲：不止是舌部的味覺而已，很可能是口中全體的整體性感覺，也就是說，舌的觸感再加上吞嚥時的感覺。

以下，將介紹「啤酒酵母加優酪乳」的減肥原則。

第二節　利用「啤酒酵母加優酪乳」的基本減肥法

(一)在早、午任何一餐吃「啤酒酵母加優酪乳」

早晨一起床之後，立刻充分的攝取水分。這一點很重要，千萬疏忽不得。這裏所謂的水分，只要是液體的東西就可以。

像咖啡、牛奶、紅茶、蔬菜湯等都可以派上用場。

以「啤酒酵母減肥法」來說，它最大的忌諱是——不要勉強的忍耐。正因爲如此，如果你喜歡甜食物，在飲料裏加糖也無

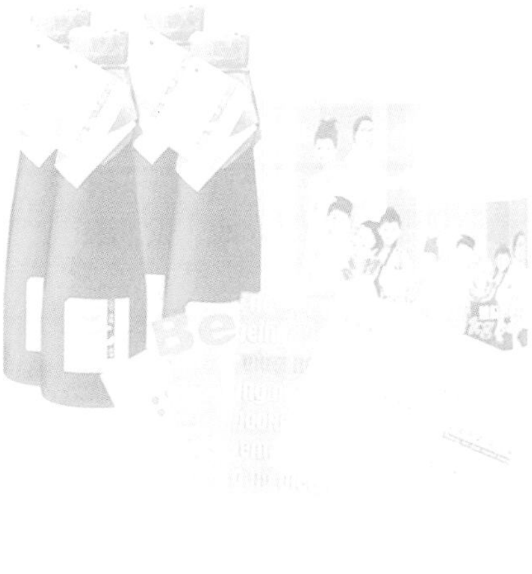

妨。

總而言之，早晨一起床後，你就要充分的喝水。

原則上，不能吃早餐，但是可以吃「啤酒酵母加優酪乳」。

但是，對於早晨必須爲家族準備早餐的主婦來說，眼看著家人狼吞虎嚥，而自己卻只能冷眼看著他們吃，實在是很叫人感到痛苦的一件事情。

諸如這一類的主婦，不必避開早餐，就跟家人一起享用早餐吧！而改在午餐間吃「啤酒酵母加優酪乳」好了，如此也有減肥的效果。

㈡「啤酒酵母加優酪乳」的做法

材料

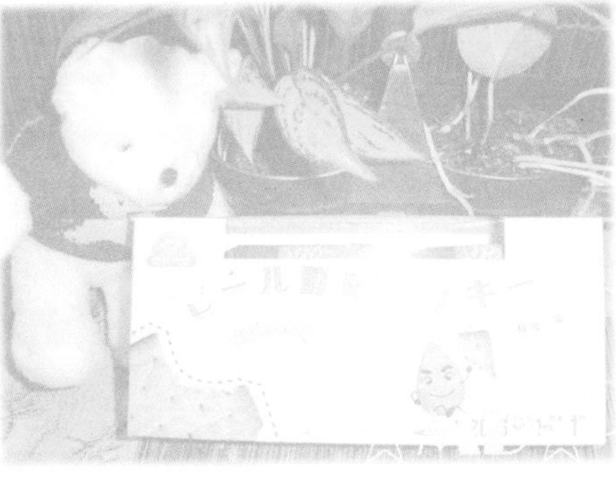

1. 市售的小杯優酪乳（大約八十到九十公克）。

2. 一大匙（約六公克）啤酒酵母。

3. 一個玻璃容器。

做法

1. 先把優酪乳倒入玻璃容器裏面。

2. 一次少量地加入酵母粉（啤酒酵母粉末可以在「愛買」、「家樂福」等大賣場購買到）。一面放入少許的酵母粉一面攪拌，不要使酵母粉變成塊狀。

3. 一直攪拌到酵母粉完全溶於優酪乳爲止。

4. 如此就完成了。

5. 5如此製成的「啤酒酵母加優酪乳」，稱爲「一單位」。

㈢肚子感到饑餓時，可以再吃「啤酒酵母加優酪乳」與水分如果你感覺到饑餓的話，可以再做「一單位」的「啤酒酵母加優酪乳」。喜歡吃甜的人，可以加入一些砂糖。

吃「啤酒酵母加優酪乳」時，不宜快速的吞食，應該緩慢的去感受舌頭對「啤酒酵母加優酪乳」的觸感，使整個的口腔都能夠感受到「啤酒酵母加優酪乳」的味道。

吃「啤酒酵母加優酪乳」之後，饑餓感就會很快的消失。這時爲了使口腔內清爽，不妨喝一些飲料。

不過，市售的果汁之類含有不少的卡路里，所以最好少飲用。因爲果汁等含有的一公克砂糖，就等於會製造出〇・四四公克的身體脂肪。

所以最好喝紅茶，或者蔬菜湯。

㈣每天一餐（例如晚餐）可以盡量的吃你喜歡的食物

採取「啤酒酵母加優酪乳」減肥的人，可以選擇最適合自己的時候，分別在早餐或者午餐時間內，各吃「啤酒酵母加優酪乳」一次，或者一天裏的兩餐都以「啤酒酵母加優酪乳」代替飯食。

不過，不管你採取何種的方式，有一點是共通性的，那就是：在晚餐時可以任意的吃自己喜歡的東西。

健康瘦身的專家們在數次試過的「啤酒酵母加優酪乳」減肥後才弄清了一件事實，那就是：人類並非空著肚子才想吃東西。

專家們在攝取了「三個單位」的「啤酒酵母加優酪乳」之後，幾乎一整天都不會感到饑餓，但是嘴巴仍然想吃一些東西。也就是說，肚子並沒有要求食物，但是頭腦卻在要求食物。

爲了提高減肥的效果，其實也可以利用「啤酒酵母加優酪乳」代替所有的食物，但是對家人的團聚、交際，以及精神方面的滿足來說，飲食仍然是很重要的一件事情。

如果在每天的一餐裏，能夠盡量的吃自己喜歡吃的食物的話，減肥這一件事情就不難持續的進行。

同時，啤酒酵母的維他命C、E、A不夠充足，所以必須依靠這一餐來滿足。

在減肥期間內，不必一味地吃清淡的食物。清淡食物雖然比較適合於減肥，但是不管如何的吃，人類的身體不可能只靠一頓晚餐就補足三餐所需要的營養成分。

只要一餐（頂多兩餐）吃「啤酒酵母加優酪乳」，你所攝取的卡路里一定會比以前少。

所以你可以從豐富的食物中，選擇你喜歡的東西，充分的吃一頓晚餐，如此就可以補足不夠的營養。

㈤減肥期間內不必「虐待自己」

基本上說來，在減肥期間內如果感到精神方面很痛苦的話，那就沒有什麼意義了。

利用「啤酒酵母加優酪乳」來減肥的話，當事人不會有空著肚子的饑餓感覺，所以不會叫人感到痛苦。

正因爲如此，你感到「啤酒酵母加優酪乳」的味道不適合自己，或者你很難以不吃早餐的時候，也不必勉強自己。爲了使「啤酒酵母加優酪乳」比較容易吃，你不妨加入一些砂糖。在早餐吃不方便的話，改爲中午吃也未嘗不可。

遇到肚子感到饑餓時，可以再吃「一單位」的「啤酒酵母加優酪乳」，或者吃一些浸過醋的海帶等等……總而言之，以你自己容易接受的方法進行就可以了。

只要在不勉強自己之下，持續的進行「啤酒酵母加優酪乳」減肥法的話，比較快速的話，經過三天後就會感覺到體重減輕。

在這以後的兩個星期之間，體重的減輕會稍微緩慢下來。不過只要再接再厲，體重就會持續的減輕。正因爲如此，你最好給自己三個星期到一個月的時間，實施「啤酒酵母加優酪乳」的減肥計畫。

你不妨參考以下的「標準體重」表，配合自己的生活步調以及心目中的體重，實施利用「啤酒酵母加優酪乳」的減肥法。

㈥根據「BMI」的肥胖判定

「BMI」的計算方法＝體重（公斤）除以身高（公尺），再除以身高（公尺）。

1. 肥胖的判斷標準

①「BMI」十八・五以下：體重過輕。

②「BMI」十八・五到二十五以下：普通體重。
③「BMI」二十五到三十：一級肥胖。
④「BMI」三十以下到三十五：二級肥胖。
⑤「BMI」三十五到四十：三級肥胖。
⑥「BMI」四十以上：四級肥胖。

2. 根據「BMI」算出不同身高的體重

①「BMI」十八・五的體重

一五〇公分的人應爲四十一・六公斤。
一五一公分的人應爲四十二・二公斤。
一五二公分的人應爲四十二・七公斤。
一五三公分的人應爲四十三・三公斤。
一五四公分的人應爲四十三・九公斤。

一五五公分的人應爲四十四公斤。
一五六公分的人應爲四十五公斤。
一五七公分的人應爲四十五・六公斤。
一五八公分的人應爲四十六・二公斤。
一五九公分的人應爲四十六・八公斤。
一六〇公分的人應爲四十七・四公斤。
一六一公分的人應爲四十八公斤。
一六二公分的人應爲四十八・六公斤。
一六三公分的人應爲四十九・二公斤。
一六四公分的人應爲四十九・八公斤。
一六五公分的人應爲五十・四公斤。
一六六公分的人應爲五十一公斤。

一六七公分的人應爲五十一・六公斤。
一六八公分的人應爲五十二・二公斤。
一六九公分的人應爲五十二・八公斤。
一七〇公分的人應爲五十三・五公斤。

②「BMI」二十五的體重

一五〇公分的人應爲五十六・三公斤。
一五一公分的人應爲五十七公斤。
一五二公分的人應爲五十七・八公斤。
一五三公分的人應爲五十八・五公斤。
一五四公分的人應爲五十九・三公斤。
一五五公分的人應爲六十・一公斤。
一五六公分的人應爲六十・八公斤。

一五七公分的人應爲六十一・六公斤。
一五八公分的人應爲六十二・四公斤。
一五九公分的人應爲六十三・二公斤。
一六〇公分的人應爲六十四公斤。
一六一公分的人應爲六十四・八公斤。
一六二公分的人應爲六十五・六公斤。
一六三公分的人應爲六十六・四公斤。
一六四公分的人應爲六十七・二公斤。
一六五公分的人應爲六十八・一公斤。
一六六公分的人應爲六十八・九公斤。
一六七公分的人應爲六十九・七公斤。
一六八公分的人應爲七十・六公斤。

一六九公分的人應爲七十一・四公斤。
一七〇公分的人應爲七十二・三公斤。

③「BMI」三十的體重

一五〇公分的人應爲六十七・五公斤。
一五一公分的人應爲六十八・四公斤。
一五二公分的人應爲六十九・三公斤。
一五三公分的人應爲七十・二公斤。
一五四公分的人應爲七十一・一公斤。
一五五公分的人應爲七十二・二公斤。
一五六公分的人應爲七十三公斤。
一五七公分的人應爲七十三・九公斤。
一五八公分的人應爲七十四・九公斤。

一五九公分的人應爲七十五・八公斤。
一六〇公分的人應爲七十六・八公斤。
一六一公分的人應爲七十七・六公斤。
一六二公分的人應爲七十八・七公斤。
一六三公分的人應爲七十九・七公斤。
一六四公分的人應爲八十・七公斤。
一六五公分的人應爲八十一・七公斤。
一六六公分的人應爲八十二・七公斤。
一六七公分的人應爲八十三・七公斤。
一六八公分的人應爲八十四・七公斤。
一六九公分的人應爲八十五・七公斤。
一七〇公分的人應爲八十六・七公斤。

㈦最大限地引出「啤酒酵母加優酪乳」的減肥效果

1. 入門篇

把一天裏的一餐（早餐）定爲「啤酒酵母加優酪乳」。

基本的菜單如下：

①起床時喝紅茶、咖啡、牛奶等的水分一到兩杯。

②早餐吃「啤酒酵母加優酪乳」一到兩單位。檸檬茶一杯（加糖與無加糖皆可）。活動量很大的人，則可以再加一個煮熟的蛋，一些沙拉。活動量很小的人，可以省掉白煮蛋以及沙拉。

③午餐吃海藻飯糰一～兩個（小的），加上一盤沙拉。

④晚餐可以盡量地吃自己喜歡的東西。

這種攝食方法就是「啤酒酵母加優酪乳減肥法」的入門篇。因為啤酒酵母殘留著啤酒的苦味，有些人不喜歡吃它。為了使它的味道不成為減肥人的負擔，比較容易被接受起見，不妨使用市售的加糖優酪乳。

為了實施這種減肥法之故，非得習慣於「啤酒酵母加優酪乳」的味道以及口感不可。因此可以加入自己喜歡的甜味。

遇到肚子感到饑餓時，不妨吃一個單位的「啤酒酵母加優酪乳」。除了這個「入門篇」以外，以後的所有「啤酒酵母加優酪乳」減肥法，都別忘了每天都吃一個白煮蛋。

一個月平均能減輕兩公斤

關於一個人每天所需要的卡路里量，男性約兩千五百大卡，而女性則需要兩千大卡。

採用「入門篇」的減肥方法以後，男性一天所攝取的卡路里量，將減少到一千六百四十大卡，而女性則能夠減少到一千四百四十大卡。

一個月下來，男性的卡路里攝取量可以減少到一萬五千八百大卡，女則可以減少到一萬六千八百大卡。

如果只憑飲食減肥的話，欲減輕一公斤的體重，非得減少九千大卡的熱量不可。以採取「入門篇」的減肥法來說，男性一個月可減輕二・九公斤，女性則可以減少一・九公斤。

勉強地減少飲食的時候，會由於營養不足而引起貧血、肌肉萎縮，甚至骨骼疏鬆症。

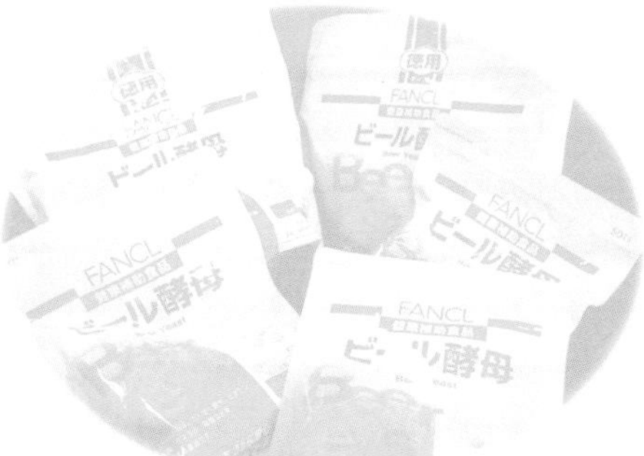

使用「啤酒酵母加優酪乳」的減肥法，正好能夠彌補上述的缺點。啤酒酵母含有很豐富的維他命以及礦物質，能夠促進能源的代謝，使脂肪容易燃燒。

優酪乳含有優質的蛋白質、鈣、維他命A、維他命B、磷、鉀、鐵等，能夠補足啤酒酵母所不足的營養成分，對於減肥很有幫助。

2.強化篇

「強化篇」的特色是在一天中的三餐裏，把早、午餐規定為吃「啤酒酵母加優酪乳」。原則上，優酪乳最好使用不加糖的優酪乳，但是使用加糖者也未嘗不可。

有不少人把早、午兩餐定為吃「啤酒酵母加優酪乳」，而不再吃任何的東西。到了下午三點與六點鐘再各吃一個單位的「啤酒酵母加優酪乳」。只要做到這種程度，一直到夜晚的八點多肚子都不會感到饑餓。

如果是讀書，或做一些輕鬆家事的話，這樣就能夠支撐下去。不過，如果從事體力的工作，則可能會感到某種程度的疲勞。

我們的身體脂肪不能直接變成運動所需要的能源，所以遇到運動而需要能源時，只好使用血液中的糖分。

遇到這種時候，肝臟所蓄藏的肝糖會變爲血糖。如果是肝糖的蓄積不夠的話，就會感覺到疲勞。

實施「啤酒酵母加優酪乳」減肥時，難免偶爾會感到稍微疲倦，然而，這並非病態的疲勞感。爲了維持生命活動，我們的身體在休息時，仍然會不停的把身體脂肪變更爲葡萄糖，所以難免會稍微感到疲倦。

「強化篇」的一天菜單

①起床時喝一～兩杯的紅茶、咖啡、牛奶等的水分。總共喝一～兩杯。並非

每一樣都喝兩杯。

②早餐吃「啤酒酵母加優酪乳」一・五到兩單位。一杯檸檬茶（檸檬茶可以放糖，不放糖也可以）。爲了補充營養，每天最好吃一個雞蛋，以及一張十公分四方的海苔。

③午餐與早餐同。

④晚餐可以盡量的吃你喜歡的東西，不必限制。

⑤宵夜或者點心時如果你感到需要的話，可以吃「啤酒酵母加優酪乳」。

一個月後，平均可以減輕二・五公斤

採取「強化篇」減肥方法的人，由於每天必須兩餐都吃「啤酒酵母加優酪乳」，所以每天所攝取的卡路里會更爲減少。男性一天所攝取的卡路里量會減少到一千四百八十大卡，女性也會減少到一千兩百八十大卡。

一個月後，男性所攝取的總卡路里量爲三萬零六百大卡，女性所攝取的總卡路里量爲兩萬一千六百大卡。

正因爲如此，一個月後，男性可以減輕三・四公斤，女性則可以減輕二・五公斤。

雖然攝取的卡路里減少，但是在蛋白質的攝取量方面並沒有什麼改變。理由是吃了煮熟的蛋。蛋除了維他命C以外，幾乎含有所有的營養，所以它是一種最爲完善的食品。是優質蛋白質的來源。

海苔含有維他命A、維他命B群、維他命C、鈣、鐵、食物纖維，又不含有卡路里，可說是一種很適合於減肥的食品，因此每天最好吃一些。

3. 應用篇

採用「應用篇」的人，每天必須吃兩次以上的「啤酒酵母加優酪乳」。菜單與「強化篇」大致上相同，但是使用的「優酪乳」必須是脫脂奶粉製造。唯有如此，才可以製造低卡路里的優酪乳。

「應用篇」比較適合於體驗過「強化篇」，已經有了自信與決心的人。

「啤酒酵母加優酪乳」屬於低卡路里、高蛋白、高維他命、高食物纖維的極廉價健康食品。

正因為如此，除了把它當成理想的減肥食物以外，也可以把它當成營養補助食品，或者給發育中的孩子食用。

「應用篇」的菜單

①起床時喝紅茶、咖啡、牛奶等的飲料一到兩杯。

②早餐吃「啤酒酵母加優酪乳」一・五到兩個單位。一杯檸檬茶（可加糖）

③點心吃「啤酒酵母加優酪乳」一個單位。

④午餐吃跟早餐相同。加上蔬菜沙拉。
⑤點心吃「啤酒酵母加優酪乳」一個單位。
⑥晚餐可以盡量的吃你喜歡的東西。
⑦宵夜吃「啤酒酵母加優酪乳」一個單位。

使用脫脂奶粉，自己做優酪乳的方法

市售的原味優酪乳沒有加糖，但是含有不少的乳脂肪。如果使用脫脂奶粉製造「優酪乳」的話，則可以自己製造低脂肪的優酪乳。使用這種自己做的優酪乳做「啤酒酵母加優酪乳」的話，更能提高減肥的效果。

做法

1. 把兩百CC的自來水放置於爐火上使它沸騰。沸騰後把它移入杯子裏。

2.待水冷卻到三十七～四十二度時，加入五大匙的脫脂奶粉，再充分的攪拌。

3.把市售的優酪乳從盒子裏取出一半，放入另外的容器裏（不用）。

4.把脫脂奶粉泡成的奶水放入只剩下一半的優酪乳盒裏。

5.沾在盒子邊緣的優酪乳擦乾淨，否則的話，很可能會長黴。

6.使用清潔的湯匙充分的攪拌。

7.覆上蓋子，放置於保溫中的電子鍋上面，蓋上一條毛巾，放置一夜。

8.如此就變成了優酪乳，可放入冰箱的冷藏室。隨時都可以使用。

一個月後就可以減輕三・一公斤

脫脂奶粉的卡路里只有牛奶的一半。使用自己製造的優酪乳時，一個單位的優酪乳所含的能源量比普通的優酪乳少三十大卡，大約只有六十大卡。

如果再把菌種的優酪乳減少一大匙的話，卡路里的含量更能夠降低到五十大卡。

完整地使用「應用篇」的方式減肥的話，男性的卡路里攝取量可以減少到一千兩百八十大卡，女性則可以減少到一千零八十大卡。

一個月下來後，女性的總卡路里攝取量會降低到兩萬七千六百大卡，而男性也可以降低到三萬六千六百大卡。「應用篇」以減少優酪乳脂肪的方式，藉此減少身體的卡路里量。所以男性可減輕四・一公斤，女性則可以減輕三・一公斤。

除了脂肪以外，所有的營養與「強化篇」並沒有差異，因此可以維持營養的平衡。

4. 完璧篇

持續的實施「啤酒酵母加優酪乳」兩個星期後，身體就會逐漸的習慣，所以疲勞感就會消失，食欲也會跟著提升。這時，晚餐不必太豪華，簡單的吃一些就夠了。

有一位這一方面的專家，曾經親身體驗「完璧篇」的減肥法。那時，他擔心自己只攝取基礎代謝以下的卡路里，很可能會帶來一些問題，想不到在減肥期間，他的身體狀況完全沒有變化，所以他就放下了心頭上的一塊石頭。

那時，他曾經把自己的體驗告訴他的同伴。那時他才知道，他們也擔心那一點，但是都沒有發生任何的問題，算是他們白操心了。

當你在旅行或者喜慶宴會上暴飲暴食以後，到了翌日不妨採取「完璧篇」所規定的食法。如此的話，對於精神與肉體的健康都很有好處。

「完璧篇」的菜單

①起床時喝牛奶、紅茶、咖啡等的飲料一～兩杯。飲料可以憑各人的愛好，

加或不加糖。

②早餐吃「啤酒酵母加優酪乳」一・五到兩個單位。

③點心吃「啤酒酵母加優酪乳」一個單位。

④午餐吃「啤酒酵母加優酪乳」一・五到兩個單位。一杯檸檬茶（可以加糖），蔬菜沙拉。

⑤點心吃「啤酒酵母加優酪乳」一個單位。

⑥晚餐吃海苔飯糰一～兩個，白煮蛋一個，烤海苔一小袋，三明治一個。

⑦宵夜吃「啤酒酵母加優酪乳」一個單位。

第五章

如何更可口的吃「啤酒酵母加優酪乳」

第五章　如何更可口的吃「啤酒酵母加優酪乳」

第一節　加入你自己喜愛的甜料

在採取「入門篇」的減肥法時，為了習慣「啤酒酵母加優酪乳」的味道與口感，最好使用加糖的優酪乳。那些加糖的優酪乳中，又分成甜味的強弱以及不同的口味等等……你就選擇自己喜歡的口味吧！

很多網友表示：加入蜂蜜最為可口。

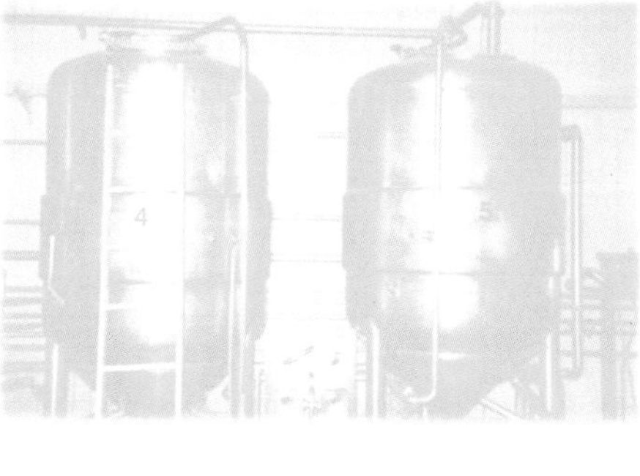

第二節　加入水果

這種方式是把乾的水果、生的水果，或者罐頭裝的水果加入「啤酒酵母加優酪乳」裏面。

由於水果的甜味以及酸味發生作用，「啤酒酵母加優酪乳」會變得更好吃。

如果你使用原味優酪乳的話，不妨加入糖漿，也可以使用添加水果的優酪乳。

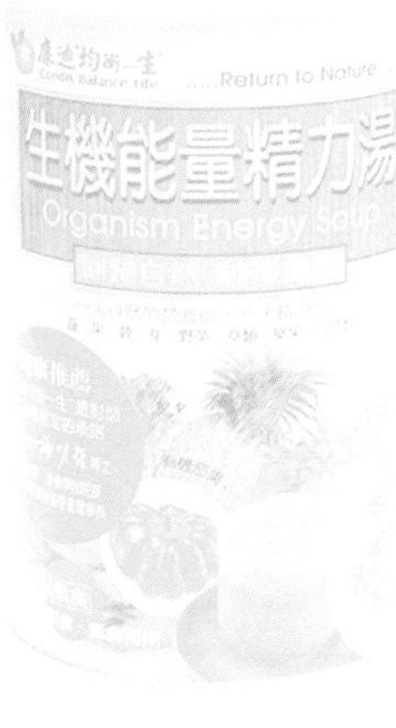

第三節　加入檸檬汁

只加入甜味就會變得很可口，如果再加入酸味的話，優酪乳的風味將變得更爲強烈。也有人加入橘子等的水果，其實加入少許檸檬汁以後，優酪乳的酸味就會更進一步的增強。

有人在一百五十公克的「啤酒酵母加優酪乳」裏加入半個檸檬汁，據說風味很不錯，你不妨試試。

第四節　塗抹於吐司上面

使用「啤酒酵母加優酪乳」塗抹於吐司麵包上面的話，卡路里量會增加一些，但是比較能夠滿足肚子的需要。

不管是塗抹在吐司麵包上面，或者加入水果，吃起來都比原味的「啤酒酵母加優酪乳」更爲可口。

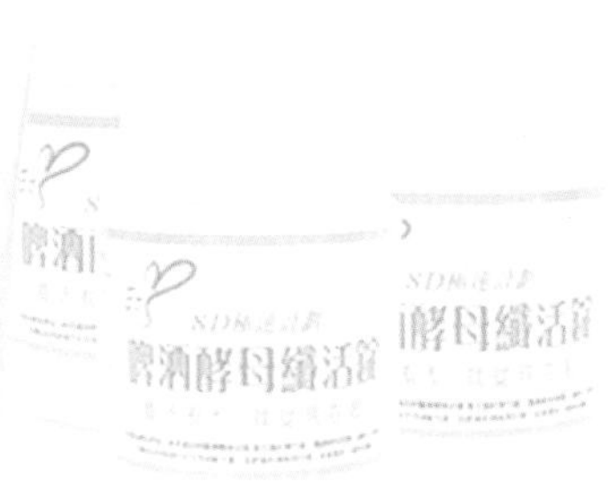

第五節　變成飲料

在大約一百五十CC的冷開水裏，加入兩大匙啤酒酵母，以及一大匙的優酪乳，充分攪拌之後再喝。關於冷開水的量、啤酒酵母的量，以及優酪乳的量，你不妨憑自己的喜歡。

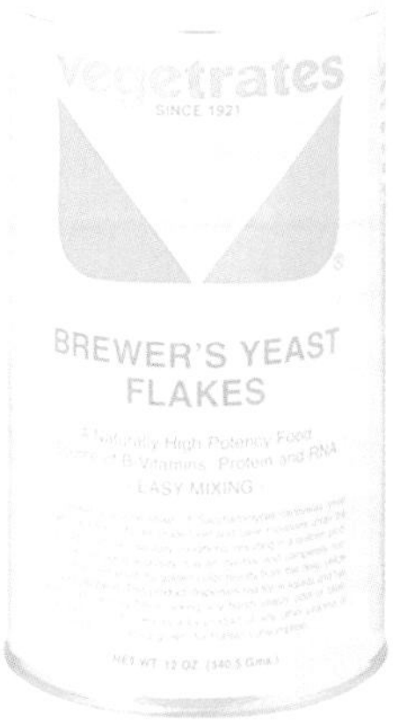

第六節　以黃豆粉代替酵母粉

如果你不能接受啤酒酵母味道的話，那就使用黃豆粉代替啤酒酵母吧！

使用黃豆粉多少也有抑制空腹感的作用，但是在效果方面比啤酒酵母差一些。

而且，在降低血糖值以及膽固醇方面，黃豆粉仍然不能與啤酒酵母相比。所以說來說去，還是使用啤酒酵母比較理想。

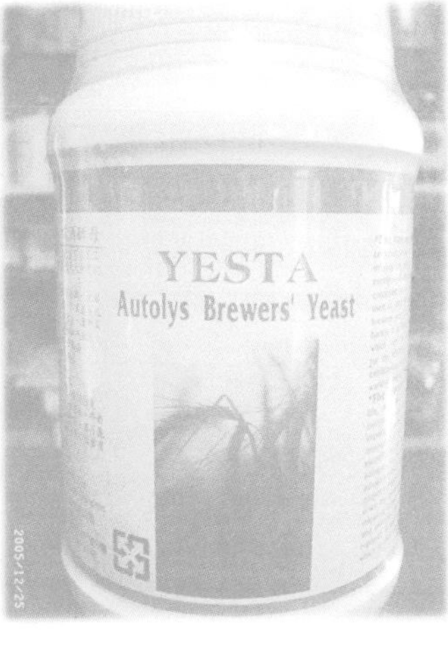

第七節　最後的兩口才吃普通的優酪乳

1. 把規定量的優酪乳放入玻璃杯裏面。再加入砂糖、檸檬等你喜歡的食物，製成適合你口感的優酪乳。

2. 從1.的優酪乳中挖取大約兩口的分量，再移入別的容器。

3. 在2.殘餘的優酪乳中，加入定量的啤酒酵母，充分攪拌後吃下去。

4. 最後才吃先前取出的兩口分量的優酪乳。如此嘴裏就會充滿優酪乳的味道，不會留下啤酒酵母稍苦的味道。

第六章

「啤酒酵母減肥法」的大原則：不必禁酒，不必勉強運動

第六章　「啤酒酵母減肥法」的大原則：不必禁酒，不必勉強運動

第一節　晚餐後才能喝酒

以強大的意志力克制飲食欲求，從事激烈的運動、大量流汗而消耗體力——以這種方式消耗身體脂肪的往昔減肥方法，濃厚地帶著「苦行」的味道，似乎有一點跟不上時代了。

這種減肥的理論雖然正確，但是很難實施，因

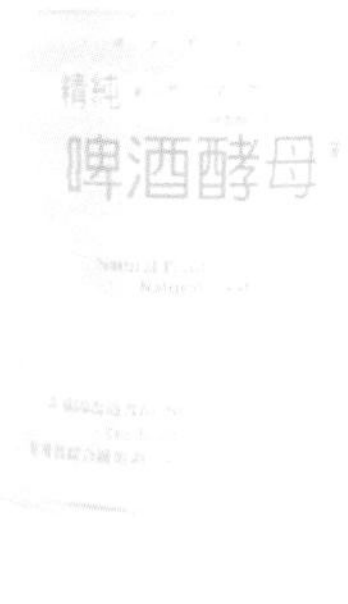

爲減肥者必須受到相當的折磨。

使用「啤酒酵母加優酪乳」減肥的最大特徵在於「不必折磨自己」。

在你使用「啤酒酵母加優酪乳」減肥的期間，很有可能會碰到喜慶宴會。遇到這種場合，你不妨暫時把「減肥」這一件事情拋諸腦後，盡情的去享受歡樂的氣氛以及美食吧！到了翌日，再勵行減肥也不遲。

對於喜歡杯中物的減肥者來說，「禁酒」是一件困難的事情。其實，照常地喝一些酒是無可厚非。

不過，在進餐前或者進餐時喝酒的話，食欲就會增進。同時由於喝酒而放鬆了精神，就很難抑制飲食，雖然肚子不餓，但是會變得飲食不節制。

正因爲如此，最好在晚餐後，至少也要在經過半個小時，才能夠喝一些酒。

這時，你就可以準備少許的下酒食物，再喝一些酒類。但是爲了使「啤酒酵母加優酪乳」的減肥法圓滿的成功，必須克服日常生活裏的種種誘惑。

遇到「誘惑」你的食物在眼前時，你就會在不知不覺中受到誘惑，而吃了起來。所以甜食之類的東西最好放置於眼睛看不到的地方。

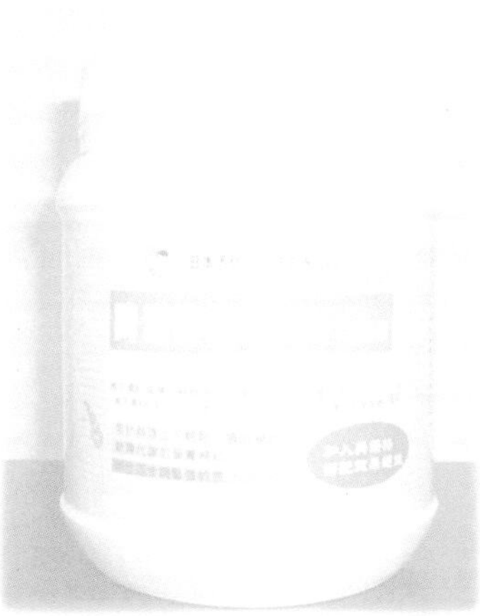

第二節　不必勉強的運動

以「啤酒酵母加優酪乳」的減胖方法來說，因爲飲食中的卡路里已經被壓到很低，所以不必勉強逼自己從事各種的運動。持續的實施這種減肥法之後，雖然速度的快慢有所不同，但是體重必定能夠減輕。

所以不善於做各種運動的人，或者不想運動的人，不必勉強自己運動。

如果你急於達到自己理想體重的話，那就不妨搭配一些運動。因爲搭配運動後，減輕體重的速度也會變得快一些。

減肥期間的運動，可以使肌肉不會消失。舉行「啤酒酵母加優酪乳」減肥法時，

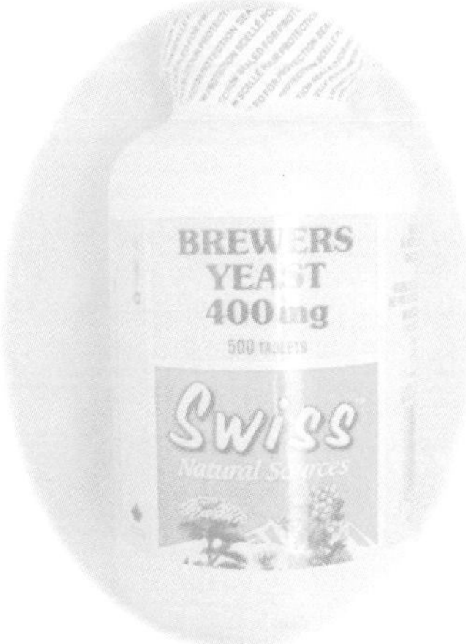

不一定非運動不可。如果你還是想運動的話，那就在不勉強的範圍內實施吧！

運動方面，可以實施「踢正步法」，大約三十秒鐘，以及伏地挺身三～五次就可以了。

在入浴前運動的話，就可以洗淨身上的汗水。減肥期間的運動很容易感到疲倦。不過，在洗過溫水澡後，充分地睡覺的話，在睡眠中肝臟就會處理乳酸等的疲勞物質，體內脂肪也會合成不夠充分的血糖。

第三節　如何擊退飲食的誘惑

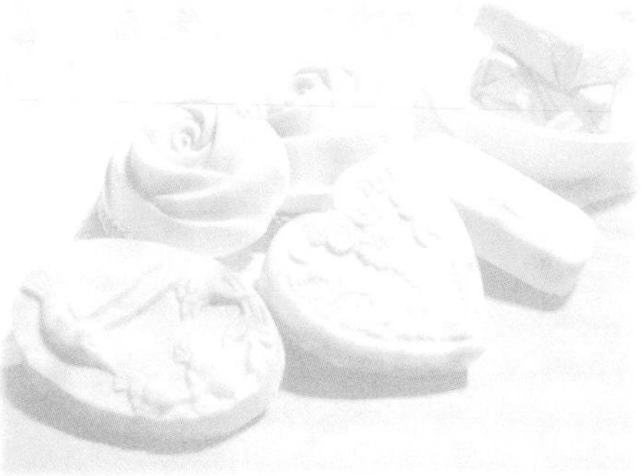

有心向「啤酒酵母加優酪乳」減肥法挑戰的人，其心理狀態大致上可分成三個時期。

第一個是「充滿疑心」的時期。看到這一本書時，幾乎都會產生「採用這種方式眞的會瘦下來嗎？」的心理。

第二個時期是「下決斷」的時期。在仔細的看完這一本書後，才會告訴自己「也許眞的能夠減輕體重」，我一定要試試看。於是自己到超市或者大賣場購買啤酒酵母粉以及優酪乳。

待取得啤酒酵母以後，等到肚子感到饑餓時吃一個單位的「啤酒酵母加優酪乳」，誰知肚子就不再感到饑餓了。對於如此以前不曾有過的現象，你必定感到驚訝，這就表示你已經進入了「試用驚愕期」。

於是，你就開始實施「啤酒酵母加優酪乳」的減肥法。

多數急於減肥的人，幾乎都會省掉一天裏的兩餐，再以二～四個單位的「啤酒酵母加優酪乳」代替，只有晚餐吃正規的食物。

最初的三～四天將在不感到痛苦之下過去。而你也會察覺到體重變輕了。於是你對「啤酒酵母加優酪乳」能夠簡單地減輕體重的事實，感到非常的訝異。

不過，這種叫你感到訝異的時期並不長久。

實施「啤酒酵母加優酪乳」減肥法約五天以後，很多人雖然一天只吃「啤酒酵母加優酪乳」兩個單位也不會感到饑餓。從這時開始體重減輕的速度就會變得緩慢。同時，身體也會感到倦怠以及容易疲倦。

在開始減肥不久後，體重所以能夠急速的減輕，不外是由於飲食量減少。待身體習慣於這種現象後，體重的減輕就會變得緩慢。

又由於運動時沒有充分的能源供給，將使人感到倦怠與疲倦。不過，在安靜或者就寢中由於體內脂肪被轉變成葡萄糖，所以體重不會很明顯的減輕。大體上說來，一天只能減輕一百公克上下。

體重機幾乎都以五百公克為一個刻度，正因為如此，雖然每天都站在體重機上面量，體重看來也沒有什麼減少，這就是所謂的「危險期」。減肥很容易遭受失敗的這個時期，「誘惑」也特別的多。

第四節　吃一些東西使精神安定

在這個「危險」的時期裏，肚子雖然並不餓，但是嘴巴卻會感覺到「寂寞」。很想吃一些什麼東西。在實施減肥時期，有效的逃出這種「誘惑」，乃是最重要的一件事情。

最簡單擊退「誘惑」的方法，乃是喝一杯茶。總而言之，必須把一些東西放入嘴裏，使精神方面獲得滿足。

可以喝一杯不含卡路里的茶，或者含卡路里很低的食物，像梅乾、海帶的食物都很合適。至於甜的東西別放置於伸手可及的地方。

如果你有充分時間的話，不妨走到屋外散步。或者從事輕鬆的運動，流汗後

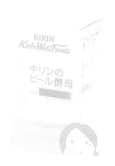

再洗澡也很好。

你就以上述的方法度過十到十四天吧！只要度過這個危險期，體重就會再度的減輕。

一旦你確實看到自己體重減輕，你就會萌出「減輕更多體重」的念頭，到了這時，你再也不會感到睡前運動的痛苦，也不致於受到甜食的引誘。

以後，你就持續的實施「啤酒酵母加優酪乳」的減肥方式，一直到自己理想的體重爲止吧！

第七章

有關「啤酒酵母加優酪乳」減肥法的種種疑問

第七章　有關「啤酒酵母加優酪乳」減胖法的種種疑問

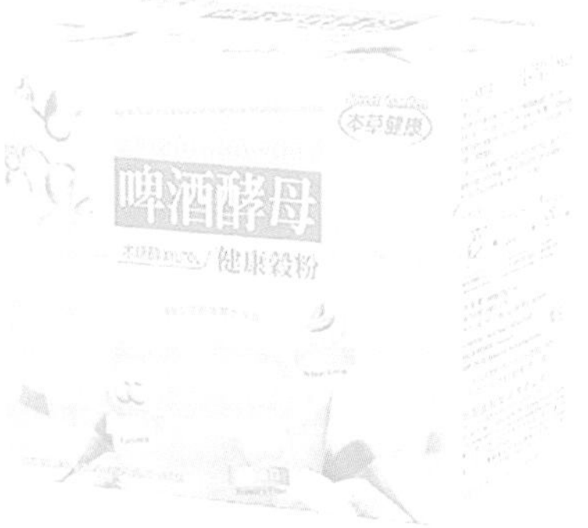

1. 啤酒酵母與優酪乳分開吃有減肥的效果嗎？

答：啤酒酵母與優酪乳分開吃，它們帶來的營養效果不會有任何的改變。不過，兩者分開來就發揮不了遮斷空腹的效果，也就是說，不能消除饑餓的感覺。

2.吃「啤酒酵母加優酪乳」感到空虛，能再吃一些平常的食物嗎？

答：吃「啤酒酵母加優酪乳」時，肉體的饑餓感會在一瞬間消失，但是對於精神方面的饑餓感卻一點幫助也沒有。如果你感覺到吃「啤酒酵母加優酪乳」的場合，連肉體方面的饑餓感也無法克服的話，那就同吃一杯爆米花（十九公克只有七十五卡路里）吧！

吃過爆米花之後，肚子就會膨脹起來，饑餓的感覺就可以消失。

3.到何處購買「啤酒酵母」呢？

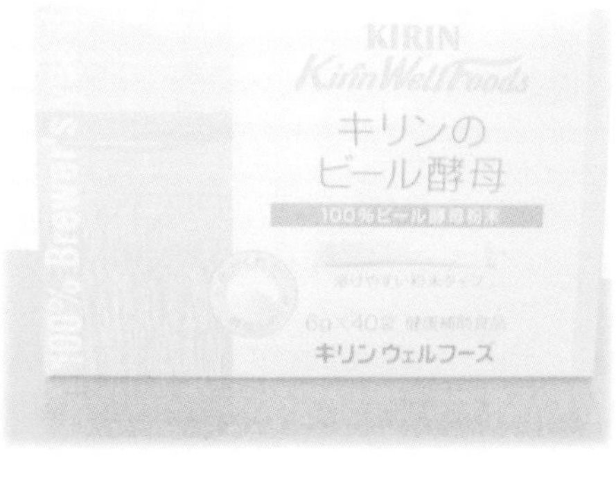

答：到大超市「愛買」、「家樂福」、「大潤發」等大賣場都可以購買到。

4. 如何保存「啤酒酵母」呢？

答：「啤酒酵母」很不容易腐壞。只要放置於陰涼的地方，保存兩～三年絕不成問題。不必放入冰箱內保存。因為「啤酒酵母」不含糖分與脂肪，就算是打開封口放置三～四個月也不會生蟲。

5.「啤酒酵母加優酪乳」可以事先就把它們混合在一起，隔一段時間再吃行嗎？或者必須做好立刻食用才行呢？

答：有些人因為比較忙碌，不能在吃「啤酒酵母加優酪乳」前幾分鐘才著手做。諸如這一類的人，每一次可以做兩個單位的「啤酒酵母加優酪乳」。做好以後先吃一半，其餘的一半放入杯子裏，使用蓋子蓋好，再放入冰箱裏保存，留到下一次再吃。總而言之，做好的「啤酒酵母加優酪乳」必須在一天內吃完就是了。

6.一單位的「啤酒酵母加優酪乳」有多少卡路里呢？

答：所謂「一個單位」的「啤酒酵母加優酪乳」，乃是指八十到九十公克的加糖優酪乳，再加上五～十公克啤酒酵母而製成者。

優酪乳一百公克加上糖以後，也只有一百卡路里，所以八十～九十公克的優酪乳含有熱量九十大卡。一百公克的啤酒酵母約有三百大卡的熱量，所以五～十公克的啤酒酵母約含十五到三十大卡。所以兩者加起來大約有一百一十大卡。

7.吃「啤酒酵母加優酪乳」減肥時，一天的卡路里攝取量有多少呢？

答：一個單位的「啤酒酵母加優酪乳」為一百一十大卡。而無加糖優酪乳一盒約有五百公克，算起來就有六個單位多一些。通常很少有人一天吃六個單位的「啤酒酵母加優酪乳」。就算一天吃一盒優酪乳，也只攝取了六百大卡的熱量。在這種情形之下，就算在晚餐時攝取了一千大卡的熱量，一天總攝取的熱量也只有一千六百大卡而已。

8.使用加有果肉或者果凍的優酪乳時，將會形成一些塊狀物，如此還可以減肥嗎？

答：製造「啤酒酵母加優酪乳」時，如果產生很多塊狀物的話，克服饑餓感的效果就會降低。所以在製造「啤酒酵母加優酪乳」時，最好一次加入少許的啤

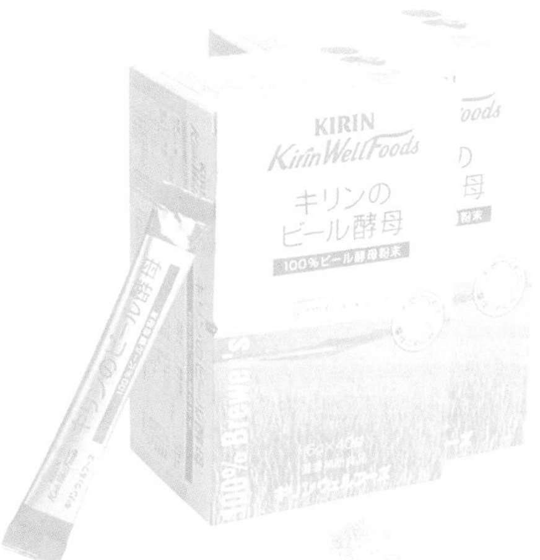

酒酵母，再仔細的攪拌一陣子，如此就不會產生很多的塊狀物。

只是，在製成之後多少還有一些塊狀物，但是減肥的效率也不可能變成零，所以就算形成了或多或少的塊狀物也不要太神經質，好好的持續下去吧！

9.吃「啤酒酵母加優酪乳」減肥的話，到底要持續多久才有效呢？

答：吃「啤酒酵母加優酪乳」減肥，沒有確定的期限。吃一個單位的「啤酒酵母加優酪乳」以後，饑餓的感覺確實會消失。接著只要稍微控制飲食，從那個瞬間起，體重就會減輕，你可以一直持續到自己所希望的體重。

只要你準備的啤酒酵母很充裕，在飯後，不妨以

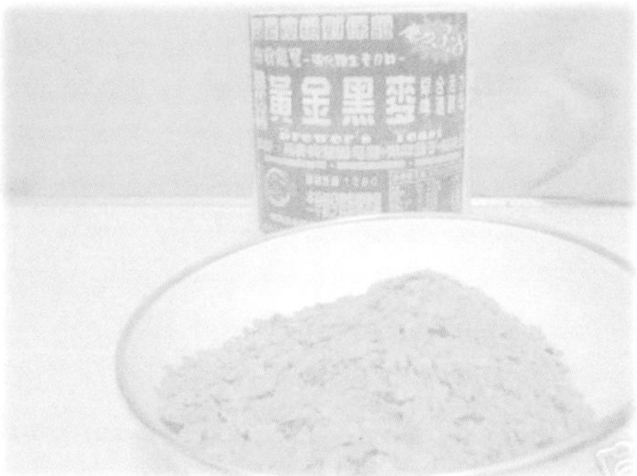

「啤酒酵母加優酪乳」爲甜點吃。如此一來，你的皮膚會變成更美，頭髮也會充滿了光澤。

遇到烹飪肉類時，只要加入少許的啤酒酵母，肉類就會變得更爲美味可口。

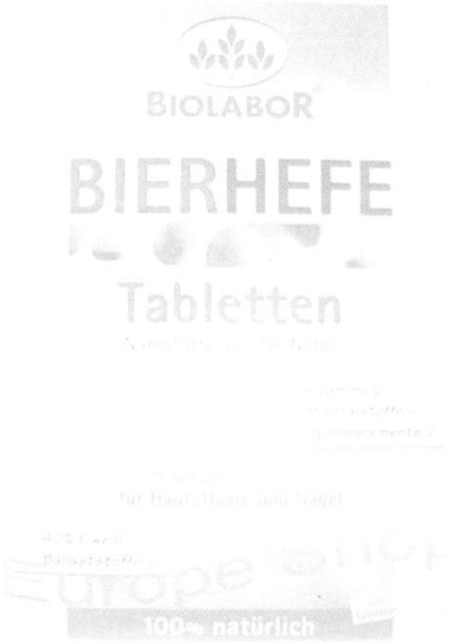

10.吃「啤酒酵母加優酪乳」的減肥法，可以搭配其他的減肥法嗎？

答：減肥的原則不外是：減少飲食量，同時也要增加運動量。不管是哪一種的減肥法，克服饑餓感爲很重要的一件事情。如果實施其他的減肥法，再併用「啤酒酵母加優酪乳」減肥法的時候，效果將更爲提高。花費巨大金額的減肥方式本來就沒有意義，所以不必花大錢搭配其他的減肥法了。使用「啤酒酵母加優酪乳」

的減肥法就足夠了。

11.爲什麼實施「啤酒酵母加優酪乳」減肥法時，都必須喝「檸檬茶」呢？

答：因爲優酪乳以及乾燥的啤酒酵母都不含維他命C，所以喝檸檬茶的目的，不外是補給維他命C。維他命C屬於水溶性，不同於脂溶性的維他命A與E，不能溶於身體裏面的脂肪，所以隨時補給比較理想。

12.晚餐可以任意的吃，不會傷害到胃部嗎？

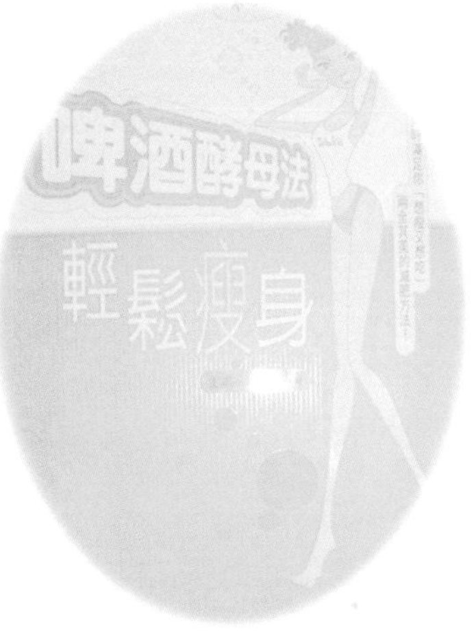

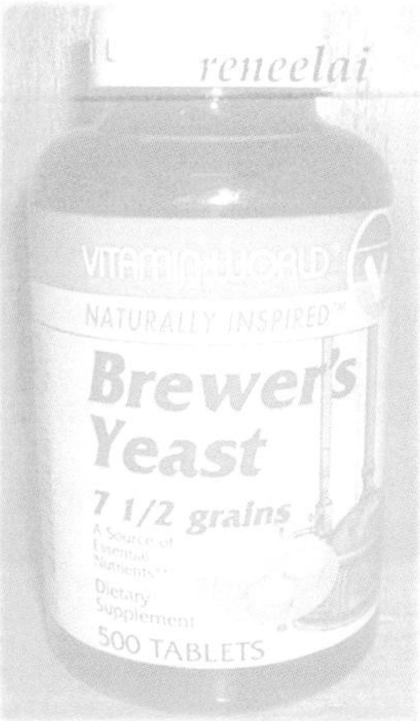

答：就算晚餐多吃一些，也不致於罹患要命的胃癌。不過，有一些自命爲胃腸特別好的人，如果不停的暴飲暴食的話，很可能會引起致命的成人病。

所以說，只要避免暴飲暴食，夜晚雖然多吃一些也不致成爲問題。

13.實施「啤酒酵母加優酪乳」的減肥法後，會不會再度的胖回來呢？

答：只要在實施「啤酒酵母加優酪乳」減肥以前，並非一直大魚大肉的話，就算停止了「啤酒酵母加優酪乳」的減肥法，恢復吃一般的食物後，也不致於胖回來，而且食量也會變小一些。

14.妊娠期中也能夠實施「啤酒酵母加優酪乳」的減肥法嗎？

答：不管是乾燥的啤酒酵母以及優酪乳，都含有很多母體與胎兒所必要的營養。它們就跟雞蛋一樣，很適合妊娠期中的婦女食用。

但是，過度的減輕體重對於母體與胎兒都不好。所以最好跟醫生商量後，再決定是否進行減肥。

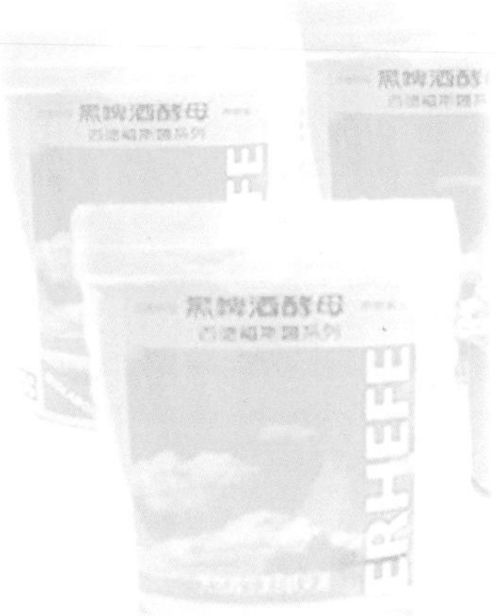

15.老年人與兒童也能夠實施「啤酒酵母加優酪乳」的減肥法嗎？

答：老年人與孩童吃「啤酒酵母加優酪乳」，就跟孕婦吃它一樣完全不是問題。不過，孩童以及少女不能隨便的就想減肥。因爲必須考慮到他們是否有拒食症。

但是，太肥胖的高齡者不妨實施「啤酒酵母加優酪乳」的減肥法。孩童到了成長期食欲往往會急速地亢進。在這個時期裏，如果吃太多含有脂肪與糖分的食物的話，成長所必要的蛋白質就會減少，以致會變得肥胖。遇到這種時候，可以給他「啤酒酵母加優酪乳」吃，藉此稍微抑制他的食欲。同時也多攝取一些雞蛋等含高蛋白的食物。

16. 罹患何種疾病的人不能實施「啤酒酵母加優酪乳」的減肥法呢？

答：因爲一般的酵母都含有很多的核酸，所以罹患高尿酸血症以及痛風的人最好別實施。

第八章

實施「啤酒酵母加優酪乳」減肥法，成功地減輕與改善疾病的案例

第八章　實施「啤酒酵母加優酪乳」減肥法，成功地減輕與改善疾病的案例

第一案例

肚子縮進去，面皰減少很多

在實施「啤酒酵母加優酪乳」減肥以前，我的體重爲五十三公斤（身高一五四公分），而我的老公的體重卻有八十三公斤（身高一七二公斤）。

我的老公的確需要減肥，但是我不算太

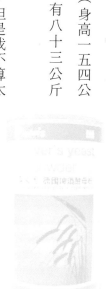

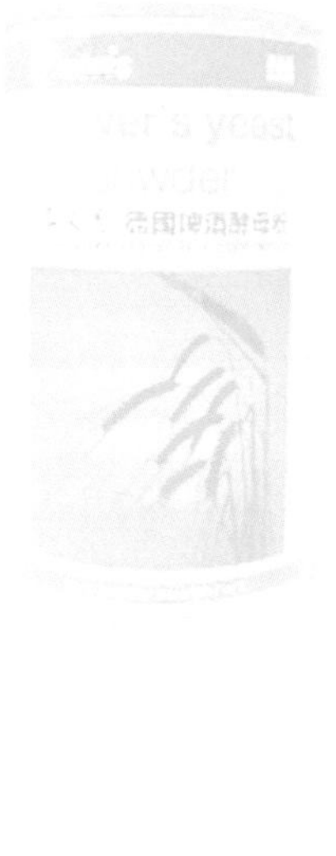

肥胖。不過，我很在意腹部以及兩手臂的贅肉，所以夫婦倆都向「啤酒酵母加優酪乳」挑戰。

我的老公只工作半天，中午就可以回家，所以飲食方面的控制比較容易。

塗抹在麵包上就比較容易吃

剛開始吃「啤酒酵母加優酪乳」時，我老公就表示無法忍受它的味道。他本來就不喜歡吃優酪乳，同時對啤酒酵母也表示不敢領教。

在這種情形之下，只好在「啤酒酵母」裏加入一些砂糖，或者把「啤酒酵母加優酪乳」塗抹在麵包後再吃。雖然把「啤酒酵母加優酪乳」塗抹在麵包後，一天所攝取的卡路里會增加一些，但卻是比較容易吃。

單純吃「啤酒酵母加優酪乳」的時候，可能是由於不必咀嚼的關係，總是會叫人感到缺少什麼的感覺，但是只要添加一小片麵包，就能夠感到很滿足。

在午餐時間內，只要吃「啤酒酵母加優酪乳」加上一片麵包，就能夠持續到夜晚的七點鐘，不致於感覺到饑餓。

至於一天必須吃「啤酒酵母加優酪乳」幾次，我倆都根據那天肚子的饑餓程度來決定。

我倆從來不勉強自己，如果在早餐吃「啤酒酵母加優酪乳」，到了中午肚子感到饑餓的話，就照常的吃午餐。

遇到中午時並不感到饑餓的話，那就再吃一次的「啤酒酵母加優酪乳」。

如果中午吃很多而感到很滿足時，到了晚餐時間則吃「啤酒酵母加優酪乳」。

我們並沒有勉強的忍耐饑餓，遇到肚子感到饑餓時，就照常的吃，能夠忍受的時候則吃「啤酒酵母加優酪乳」。我們就是憑臨機應變的方式，才能夠長久的持續下去。

吃自己想吃的東西

我家的餐桌通常擺著很多的蔬菜，魚與肉只佔少量。正因爲如此，在減肥期間內並沒有改變菜色。雖然如此，在開始吃「啤酒酵母加優酪乳」以前，我倆都吃得很飽，有時在吃後會感到肚子很脹呢！

不過，自從開始吃「啤酒酵母加優酪乳」以後，每餐只吃八分飽就能感到滿足。

但是，我們不敢吃正餐以及「啤酒酵母加優酪乳」以外的東西。遇到嘴巴想吃一點什麼東西時，我都是以吃海苔的方式湊合過去。不過，我們每天都喝一罐咖啡。對於自己喜歡的東西還是會吃一些。

不久後，我的老公開始有了變化。大約在持續吃「啤酒酵母加優酪乳」十天後，他減輕了三公斤的體重，而一直減輕到七十六公斤。

我在十天後也減輕了兩公斤。我倆只把一天裏的兩餐改爲吃「啤酒酵母加優酪乳」，再加上一片麵包而已。但是並沒有感到饑餓，同時我們也不曾運動，想不到獲得這種的效果，叫我倆非常的驚訝。

腰部變細，面皰也消失了

我倆腹部的脂肪都不約消失，任何人一看，就知道我倆的腰部變纖細了不少。以前我的孩子都叫我「胖肚子的媽媽」，他還時常用手摸我的腹部呢！

如今，我的孩子改口叫我「小肚子的媽媽」。因爲我已經減輕到四十八公斤。

很遺憾的是——我的老公對於「啤酒酵母加優酪乳」的味道老是不能釋懷，所以他每隔一天才吃一次，所以體重又稍微增加，變成了七十八公斤。

儘管如此，他的同事們都說：「老趙，你變瘦了。」聽了這一句話以後，他感到非常的高興，於是，他又改爲每天都吃一～兩個單位的「啤酒酵母加優酪乳」，如此經過了大約一個月後，他又減輕了兩公斤。

我現在的體重爲五十公斤。其實我很想再減輕三公斤。但是我不希望在勉強之下減肥，因此不再苛求了。

吃「啤酒酵母加優酪乳」減肥了以後，我意外地有了另外的收穫。從大約八年前開始，我遇到生理期就長出滿臉的大面皰，叫我一直苦惱不已。

現在，遇到生理期我也不會長出面皰。不但不長出面皰，皮膚也變得比以前好很多。

第二案例

瘦了六公斤，膽固醇值也恢復正常

我的老公在六年前罹患了腦梗塞之後，對於健康方面更爲注意。也許我也受到了他的影響，開始認爲「肥胖是健康的大敵」，而萌出了減肥的念頭。

我的身高只有一五一公分，體重卻有六十六公斤，身體脂肪率達到四十％，實在是太肥胖了。

我也知道，自己肥胖的原因是吃太多，又加上運動不足。但是強忍著不吃的話，由於精神的焦躁緊張，食量將更爲增加，而且在運動方面我一直無法持續。

在不久前，我到醫院接受健康檢查時，醫生說我的膽固醇值達到二五〇mg/dl，超過正常值不少，他勸我減肥，於是，我就向「啤酒酵母加優酪乳」挑戰。

我是一個缺乏耐心的人，所以非常的清楚，嚴格的減肥方法不適合我，同時也不可能持久，所以我試著一天吃一次的「啤酒酵母加優酪乳」。

我的方法是：在一百五十公克的市售優酪乳中，加入兩大匙的啤酒酵母。我對於酵母的味道有一些害怕，所以加入了一小匙的蜂蜜，如此就變得好吃多了。

六個小時後，仍然沒有饑餓感

在早餐時間內，我吃一個單位的「啤酒酵母加優酪乳」，再加上一小盤蔬菜，一個白煮蛋。

我在早晨七點鐘左右吃早餐，一直到下午一點鐘才吃午餐，但是我並不感到饑餓。

我的中餐是自己做的便當。便當內容跟減肥前一樣。只是我把白米飯減少了一些，稍微增加一些蛋白質食物，蔬菜與海藻也增加了不少。

夜晚我跟孩子們一起吃飯，所以飲食的內容沒什麼改變。我也跟平常一般的吃一些肉以及白米飯，只是吃了更多的蔬菜與海藻。

我們的公司員工在休息時間都有喝茶的習慣。他們並不喝茶葉泡成的茶水，而是喝咖啡又吃蛋糕。我也跟他們一起喝咖啡，但是完全不加糖，至於蛋糕嘛！

我再也沒有吃過。

既然要減肥，我認爲運動也不能缺少。於是每天做十五分鐘的運動。我的運動是踢正步，以及伏地挺身。在這以前，我從來就沒有運動過。所以做起來有些吃力，但是我仍然很有耐心的做下去。

皮膚變細而富有光澤

很可能是我本來的體重太重了吧？所以體重很順利的減輕。我感覺到身體逐漸的變得輕盈，就連制服的腰部也變得寬鬆了。

一個月後，我很成功的減輕了五公斤的體重。身體脂肪率也從四十％降低到三十三％。上個月，我又到醫院檢查血液，才知道我的膽固醇值也從兩百五十 mg/dl 降低到一五〇mg/dl，已經下降到正常的範圍。

就連表示肝臟機能的 GOT 值也從四十七下降到二十五的正常範圍。

不僅如此而已，就連皮膚的狀況也變好了很多。本來稍粗的皮膚變得光滑，同時額角的暗沈也不見了。

在以前，我老是被便秘糾纏不清，現在則完全脫離了它的糾纏。

第三案例

輕鬆的減輕五公斤

這五年以來，我前後試過了很多種的減肥法。但是一次也沒有成功過。原因是我懶得計算卡路里，又無法受空肚子的痛苦，所以每一次都半途而廢。

一直到最近，我才聽說過有所謂的「啤酒酵母加優酪乳」的減肥法，聽到朋友說時，我感覺到很新鮮，所以萌出了「試試看」的念頭。

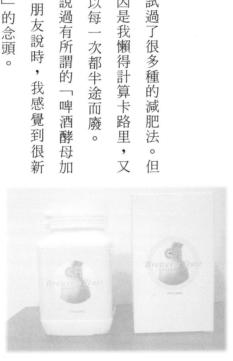

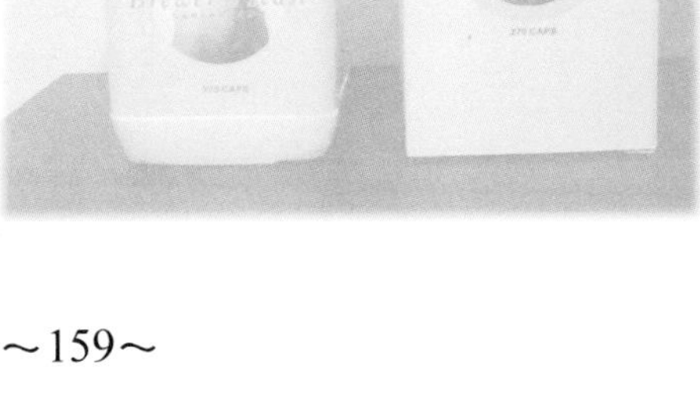

而且，這種減肥方法與衆不同，不僅不必計算卡路里，更可以任意的吃自己喜歡的東西呢！

我是一個比較嘴饞的人，一整天閉著嘴不吃東西，實在會瘋掉呢！既然是可以任意吃自己喜歡的東西，又可以減肥，何樂而不爲呢？

我本來就很喜歡喝優酪乳，所以即使再加上所謂的「啤酒酵母」，我也很樂意的吃。剛開始時，我購買市售的優酪乳使用。可是經過了大約十天後，我就有如本書的開頭所敘述一般，使用脫脂奶粉自己做優酪乳。

在剛開始的那一段期間裏，我不吃早、午餐，而兩餐都以「啤酒酵母加優酪乳」代替。

我的方法是：在一百二十公克的優酪乳中加入一大匙的啤酒酵母，充分攪拌後食用。

在工作比較忙碌的日子裏，我除了吃「啤酒酵母加優酪乳」之外，也吃一些香蕉、蘋果之類的水果。在為期一個月的減肥期間內，我前後有兩次到外面吃飯。但是每一次我都吃一小碗的麵條而已。

因為晚餐可以任意的吃自己喜歡的東西，所以我每一次都吃不少。我並不介意所謂的菜單，就跟孩子們又吃肉又吃魚。

我一次吃的沙拉也是一大碗，三、四天喝一次啤酒，在晚餐後也吃一些蛋糕、甜點之類。我如此的吃法，叫我的老公感到奇怪，他時常對我說「照妳那樣的吃法，能夠減肥才有鬼呢！」

可能是我晚餐吃得很充足的關係，在早、午兩餐雖然只吃「啤酒酵母加優酪乳」，但是我並沒有感到饑餓。

吃「啤酒酵母加優酪乳」時，同時喝的飲料也會左右肚子的飽和感覺。我在吃「啤酒酵母加優酪乳」時，試著一面喝冷的紅茶，或者麥茶、咖啡等飲料。結果呢？我感覺到過度喝冷飲對身體有不良影響，又不能獲得飽足感，所以作罷。

試過了很多種飲料的結果，我終於發現喝熱咖啡最能夠獲得飽足感，也不會叫人很快的就感到饑餓。不過，我喝的是所謂的黑咖啡，不加糖也不加奶精。

在運動方面，我每星期到健身房一次，實施水中徒步一個小時。這種運動很適合我。

那時，我也認爲：在減肥期間晚餐吃那麼多，又盡量的吃，完全沒有體驗過饑餓的感覺，在這種情況之下眞的能夠減肥嗎？

我碰到的最舒適的減肥法

果不其然，我在吃「啤酒酵母加優酪乳」兩個星期後，體重完全沒有變化。

雖然到了這種的地步，我的信心仍然不曾動搖，到了「減肥期」的後半，晚餐仍然吃得相當的多。

不過，到了一個月減肥時期的最後兩天，我一向沒有變化的體重，竟然開始快速的減輕。

本來五十八公斤的體重減輕到五十四公斤。在那一段時期裏，我完全沒有饑餓的感覺，晚餐任意的吃，而且還包括肉類。

對於這種的成果，我著實感到很驚訝。我作夢也未曾想到能夠如此簡單的減肥。

現在想起來，那實在是一種毫痛苦可言的減肥法。我有生以來，第一次碰到如此輕鬆的減肥法。

第四案例

一個月就減輕了四公斤

我的身高一五五公分，體重卻有五十八公斤。我也一直想減輕一些體重，但是老是遭受到挫折，眞是

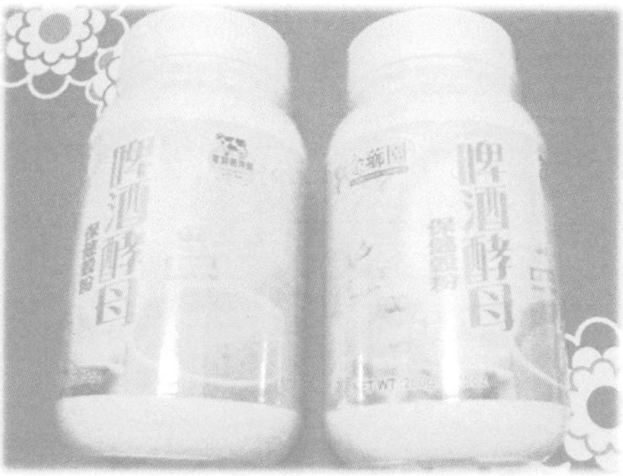

蒼天不從人願。

我女兒遺傳了她父親的瘦高身材，她時常取笑我說：「媽，您減輕一點體重吧！您很像一個冬瓜呢！」

在以前，我曾經向只吃白煮蛋與優酪乳的減肥法挑戰，想不到，爲了實施這種減肥方式，我吃盡了苦頭，但是減肥的願望不曾如願。

有一天，我聽到一位同事提起「啤酒酵母加優酪乳」的減肥方法。說它的特點就是——不會感到饑餓，可以盡量的多吃晚餐，聽了這種說法以後，我決心試試。

但是，我有了兩個待解決的問題。

第一個是「啤酒酵母加優酪乳」的味道。那種撲鼻的怪異味道叫我退避三舍。

爲了消除那種撲鼻怪味，我採用了「喝」的方式。我在大約一百五十CC的冷開水中加入兩大匙啤酒酵母，一大匙的優酪乳，再充分的攪拌。

因爲啤酒酵母不容易溶於水，我把小型的發泡器放置於杯底，利用它來充分攪拌啤酒酵母與優酪乳。如此就能夠使啤酒酵母充分溶解於水裡。

爲了使「啤酒酵母加優酪乳」好喝一些，我再加入一匙砂糖與少許的檸檬汁。

如此製成的「啤酒酵母加優酪乳」將變得很容易喝，就連對它退避三舍的我也敢喝它。不過，我還是對於留在嘴裏的啤酒酵母味道耿耿於懷，所以我都在吃過它後，再吃一些香蕉、番茄之類食物以消臭。

第二個問題是「噁心欲吐」。我本來就很容易感到噁心欲吐，尤其是在空腹時吃「啤酒酵母加優酪乳」，更有一種噁心欲吐的感覺。

爲此，在吃「啤酒酵母加優酪乳」前，我只好先吃一些芹菜之類以防止噁心欲吐的現象。

關於優酪乳方面，我一開始就自己製造。只要使用牛奶製造，做出來的優酪乳就與市售者沒有兩樣。

至於使用脫脂奶粉製造優酪乳的方法，由於調配方面比較困難，所以每次製成的優酪乳都有不同的味道。不過，使用脫脂奶粉所製成的優酪乳含脂肪量比較少，所以在後半段的減肥期間，我都使用脫脂奶粉。

剛開始採取此種減肥法時，我在早餐時只喝黑咖啡（不加糖的咖啡），中午吃一單位的「啤酒酵母加優酪乳」，再加一個白煮蛋，一些海苔。晚餐則照常吃，而且盡量吃，不加限制。

想不到，經過半個月後，我的體重減輕了兩公斤。

由於效果很不錯，我認為可以緩和飲食方面的限制，在早餐時，改為吃一單位的「啤酒酵母加優酪乳」再加上一杯檸檬茶。

午餐時吃一碗白米飯，加上一盤蔬菜沙拉。到了晚餐時則盡量的吃自己喜歡的東西。

忘記了蛋糕的味道

在一整個上午裏，我有一大堆的家事必須做。到了將近中午時就會感到饑腸轆轆，所以中午時我會多吃一些。

從午餐到晚餐之間，遇到肚子感到饑餓時，我會喝一杯麥茶。想到晚餐時可以任意的吃，我就不會感到很饑餓。

晚餐時盡量的吃自己喜歡的東西，三天喝一次啤酒，所以跟叫人感到痛苦的飲食限制無緣。而且，每一天我都要做四十分鐘的徒步運動。

一個月後，我的體重總共減輕了四公斤，身體脂肪率降低三%。雖然只減輕了四公斤，但是感覺到身體輕盈了不少。通便情形也變得良好，皮膚也變好不少。

同時，我對於每天必吃的甜點，蛋糕類也變得興趣缺缺。因爲，酵母還剩下很多，我打算再減肥一個月。我的目標是再減輕兩公斤。

第五案例　兩個月減輕七公斤，胃腸機能變得良好

我在一家健康用品公司服務，由於工作的性質，我一向很注意自己的健康，我們公司每年都爲員工舉行健康檢查。很幸運的，我始終沒有什麼異常，唯一被醫生指摘的是：體重方面。

我的身高一七四公分，體重則在八十五到八十八公斤之間。每年到了定期的健康檢查以前，我都會憑著節食與戒酒的方法減輕體重到八十公斤，但是很快就會

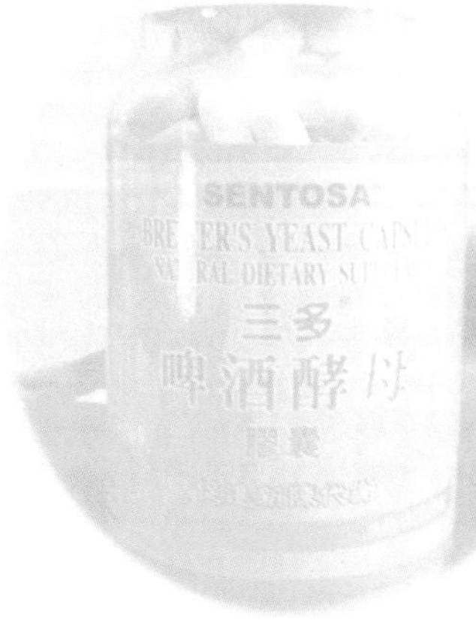

恢復到八十八公斤。

一天走兩萬步也不能減輕體重

我認爲如此下去的話對健康不利，所以從十年前開始，從居家徒步到公司上班。

那一段路單程爲七公里，即使以快步行走的方式，也必須耗費大約一個小時。但是遇到下雨天我就搭車。如果堅持雨天也必須走路的話，可能不能長久的持續下去。

利用徒步的方式上班，必須走大約兩萬步。遇到夏天的時候，走到公司後內衣就會全濕，由此可見，運動量相當的多。

從五年前開始，我在早日早晨起床後，都忘不了量體重，再把它記錄下來。雖然做到這種程度，我這些年的體重都沒有減輕到八十六公斤以下。

把吃大量的午餐改爲「啤酒酵母加優酪乳」

我做到這種程度仍然瘦不下來，很可能是我的食量大的原因。因爲在午餐時，我吃的炒飯、拉麵、肉類以及蔬菜，足足有兩個人份。到了吃晚餐時，除了吃飯菜，還喝酒，加上一大堆的下酒菜。在這種吃法之下，不胖才怪。

那時，有一位朋友教我吃「啤酒酵母加優酪乳」減肥。根據他的說法，採取這種減肥方式不會感到饑餓，而且在一天裏的一餐可以任意的吃。我認爲這種減肥法很適合自己，所以立刻付諸行動。

我在早上走路上班時，都會順便購買兩盒優酪乳，再把啤酒酵母加入，把它當成午餐。

兩盒優酪乳中，一盒含有「LG21」菌，據說對胃部很有好處，另外一盒爲加有水果、蘆薈等的製品。我就輪流的吃這種優酪乳。

兩盒優酪乳大約有兩百五十公克。我加入大約六公克的啤酒酵母，充分攪拌之後食用。但是加入此量的啤酒酵母之後，食後胃部會感到稍微不舒服。

我把這種情形告知那位朋友時，他教我把啤酒酵母量減少到三公克，如此一來，食後胃部就不會感到不舒服，而且也沒有什麼饑餓感，可以一直忍耐到吃晚餐的時刻。

在吃晚餐時，我完全不限制飲食，照常的吃喝。但是在節食後我的酒量變少了，不像節食以前喝很多，如此一來，睡眠狀態比以前良好，可以一覺到天亮。

一直到吃「啤酒酵母加優酪乳」減肥以前，我一吃早餐胃部就會感到不舒服，所以始終沒有吃過早餐。但是以吃「啤酒酵母加優酪乳」爲契機，我開始吃早餐。早餐的內容爲香蕉一根，以及一杯脫脂牛奶。

星期六不減胖

吃「啤酒酵母加優酪乳」果然效果很良好，只要看每一月的平均體重就可以一目瞭然。

我開始吃「啤酒酵母加優酪乳」減肥的第一天，體重爲八十七公斤。想不到，七月份的平均體重下降到八十三公斤。到了八月初旬已經降到八十公斤以下。在兩個月內約減輕了八公斤。

我雖然規定自己在中午吃「啤酒酵母加優酪乳」，但是並非每天實施。到了星期六，我就不再吃「啤酒酵母加優酪乳」的減肥餐，而恢復到平常的飲食。就算是在平常的日子裏，因交際所需必要到外面用餐時，我也恢復到平常的飲食。

正因爲如此，算來算去，一月裏只有十六天吃「啤酒酵母加優酪乳」。

儘管如此，我的體重仍然減輕了不少。我的腰部也縮短了約四公分。

又由於肚子縮進去的關係，我那老毛病的腰痛也消失得一乾二淨。在減肥以前，由於飲食過度，平均每三天必須服用胃藥一次，如今也完全不服用了。

每天都跟我見面的人也許沒有什麼感覺，但是久未謀面的人在看到我時都會說：「你瘦下來啦！」

我的減肥目標爲七十三公斤。看起來，在不久之後，必定能夠達到這個目標。

如果是每隔一天才吃「啤酒酵母加優酪乳」的話，其收效的日期將比每天都吃的人長達兩倍。換句話說，每天吃「啤酒酵母加優酪乳」的人，其減肥的速度更快。

肥胖會增加心臟、腰椎、股關節、膝關節等的負擔。只要將多餘的脂肪消除，身體就會變得輕盈，腰痛等的症狀就會消失。

啤酒酵母、優酪乳各有保護並且強化胃壁以及肝臟的作用。吃「啤酒酵母加優酪乳」減肥的人，胃腸機能之所以能夠獲得改善，都是這種作用所使然。

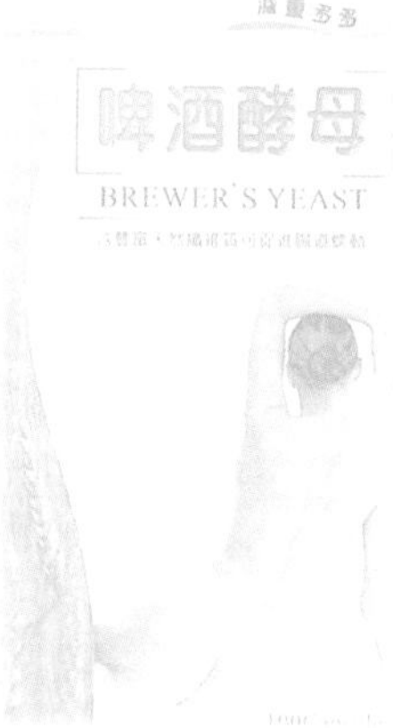

第六案例

肚子饑餓就吃「啤酒酵母加優酪乳」，三個月內減輕了十二公斤

我在吃「啤酒酵母加優酪乳」減肥時，最感到安慰的一件事就是獲得老婆的支持。

在以往，我爲了減肥極端的限制自己所攝取的卡路里，以致營養極端的變得不平衡，差一點就鬧出人命。爲此，老婆非常的害怕，不同意我再度的減肥，但是我有必須減肥的理由。

我今年已經五十六歲，可以說已經進入高齡。但是我想一直擔任教職到六十五歲，所以不能在這個期間內倒下去，我必須健康的活過六十五歲。

但是，我的體重卻有八十一公斤（身高一六四公分），在這種情況之下，我很害怕文明病來折磨，所以一直想再度的減肥。

那時，我因爲拉傷了一隻腳去看醫生。那時，我對那位醫生說：「每逢身體檢查時，醫生都叫我減肥，但是我不知道如何才能安全的減肥……」

經我如此一說，那位醫生就慫恿我實施「啤酒酵母加優酪乳」的減肥法。

第一個月就減輕了九公斤

我對老婆提出減肥法時，她堅決的反對。她說我可能會重蹈覆轍。我對她說了很久，說：「攝取的卡路里雖然減少，但是在營養攝取方面絕對沒有問題。」

聽我如此的說，老婆好不容易答應。

早晨我只準備一小盒的優酪乳，再放入一大匙的啤酒酵母，充分攪拌之後再吃。

吃完「啤酒酵母加優酪乳」後，再吃一個白煮蛋以及少許的海苔，或者沙拉。

我在授課的前後吃午餐。所謂的「午餐」只有「啤酒酵母加優酪乳」。因爲每當感到饑餓時就吃「啤酒酵母加優酪乳」，如此算起來每天大約都吃四～五盒的優酪乳。做到如此程度後，就不會感到饑餓。

晚餐時，我都是吃老婆所煮的菜。我一面稱讚老婆的廚藝，一面吃飯菜。眞的，一天只吃一餐正宗的飯時，總覺得什麼都可口好吃。

在我剛開始吃「啤酒酵母加優酪乳」減肥時，我的老婆還以幸災樂禍的口吻說：「你一定會在中途停止下來……」

但是，我老婆的擔心是多餘的。

市售的優酪乳種類非常之多，只要你到超市參觀，就可以看到各種不一樣的優酪乳充斥於架上。我就存著一份試探的心，嚐遍了不同廠商所推出的優酪乳。根據乳酸菌的種類，不同的菌株有著很多種的口味。我就樂得一一的嚐試。這也就是我不會感到厭倦的理由。

我的體重很快的就減輕。

才開始吃「啤酒酵母加優酪乳」一個月，我的體重就減輕了九公斤。在那一個期間內我並沒有運動。所有的運動，充其量只有從家裏走到學校而已，所耗費的時間只有十五分鐘。有時爲了趕時間，我就搭捷運。

瘦得連鞋子也不能穿

吃「啤酒酵母加優酪乳」的減肥法，除了達到減肥的效果以外，還給我帶來幾種的好處。

因爲體重減輕得很快速，除了上衣、襯衫、褲子都變得不合身，就連鞋子也變得寬鬆。

我兩腳的長度以及寬度並沒有變，不過，腳跟與腳底周圍的肉消失了很多，所以一雙腳就變薄了。有一天我在走路時，鞋子突然掉了。

在減肥以前，我必須到肥胖專櫃才可以購買到適合的成衣，所以感覺到很不方便。現在由於體重減輕了不少，已經可以在一般衣服的賣場找到自己喜歡又合適的衣服。

在肥胖的期間內，我一點也不在意自己的穿著，現在也跟別人趕流行。

因爲對自己的外表比較有自信，我開始頻頻的出現於公衆場所，參加各種的交際活動，到鬧市閒逛。

現在，我已經吃「啤酒酵母加優酪乳」三個月，體重終於減輕到六十五公斤，總共減少了十五公斤。

第七案例

血壓下降很多，瘦了六公斤

我的體重七十五公斤（身高一七三公分）。我的老婆時常對我說：「你的體重超過標準不少，你就想想辦法減輕一些體重嘛！」說起來容易，但是叫我餓肚子才不幹呢！所以我一直維持七十五公斤的體重。

不過，我並非只有肥胖而已，血壓也很高。最大血壓在一八〇～二〇〇mmHg之間，最小舒張壓也有一〇〇mmHg左右。這種狀態持續下去是頗爲危險的，所以我每天都服用作用很強的降壓劑。

有一天，我碰到已經退休的表哥。他在年輕時曾經到德

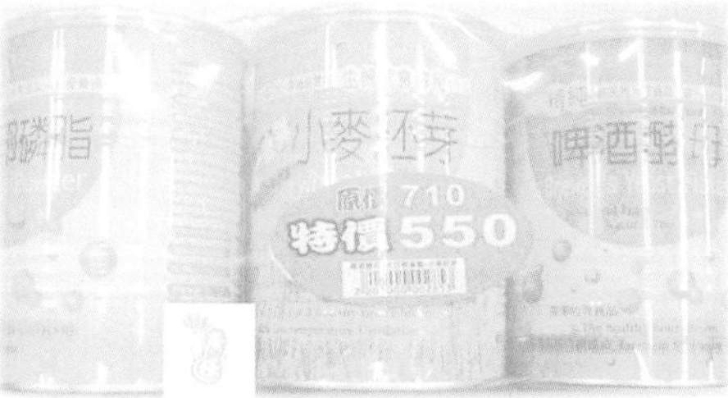

國留學。我對他苦訴高血壓的煩人時，他教我吃「啤酒酵母加優酪乳」。他說這種方法對高血壓有效，也可以減輕體重。

我改良了「啤酒酵母加優酪乳」的味道

通常，吃「啤酒酵母加優酪乳」減肥的人，規定在夜晚的那一餐吃得最豐盛，但是我卻是反其道而行，在中午那一餐吃得最豐盛。

憑良心說，吃「啤酒酵母加優酪乳」時，最大的問題在於它的味道。對我來說，它比任何東西都難吃，所以我就把它的味道徹底的改變過來。

我加入了可可的粉末、藍莓醬、蜂蜜等等，如此一來，它就變得好吃了一些。

關於優酪乳方面，我採取自己製造的方式。我使用脫脂奶粉加比較多的水，製造出來一種非固體而比較稀的優酪乳。這種呈現半液體的優酪乳，在放入啤酒酵母以後，比較易於溶解，不會產生塊狀物。

「啤酒酵母加優酪乳」仍然有它所缺少的營養素，例如：維他命A、C、E等等。爲了補充這些維他命，我加入了柿葉、紫蘇的粉末。

「啤酒酵母加優酪乳」吃起來缺乏咀嚼感，總給人一種缺乏什麼的感覺，所以我加入玉米片或者炒熟的大豆。如此吃起來就必須咀嚼，能給人一種在「吃東西」的感覺。

爲了不使攝取的卡路里過度，加入的東西都以不超過一小匙爲限。

我在早、晚兩餐吃加入副料的「啤酒酵母加優酪乳」，中餐時則任意的吃自己喜歡的東西。雖然如此，我一點也不感覺到痛苦。

瘦下來啦！

吃了「啤酒酵母加優酪乳」後，肚子並沒有容納很多的東西，但是想吃的欲求被抑制，以致我不再像以前一般，時常都在吃甜點、蛋糕之類。

結果呢？兩個月後整整瘦了六公斤。同時血壓也明顯的下降，最大收縮壓變成一二〇mmHg，而最小舒張壓也下降到八十 mmHg，再也不必服用藥力強的降壓劑了。

我的老婆也有血壓高的毛病。不過，她跟我一起吃「啤酒酵母加優酪乳」後，血壓也下降到正常的範圍。

我現在仍然在吃「啤酒酵母加優酪乳」，但是體重卻不再減輕，一直保持六十九公斤的體重，也許是這種體重最適合於我吧！

第八案例

吃烤肉仍然減輕了體重

距今三年前，我罹患了所謂的「拒食症」。我想原因很可能是精神方面的緊張與焦躁。那時，我一直吃不下飯，兩天才吃一頓飯，情況很糟。

還好，經過短短的兩個月後，我就恢復了常態，可以跟正常人一般的飲食。

想不到，這一次卻反其道而行，我開始胃口大開，看到什麼就想吃什麼。如此才經過兩個月，我卻變胖了！

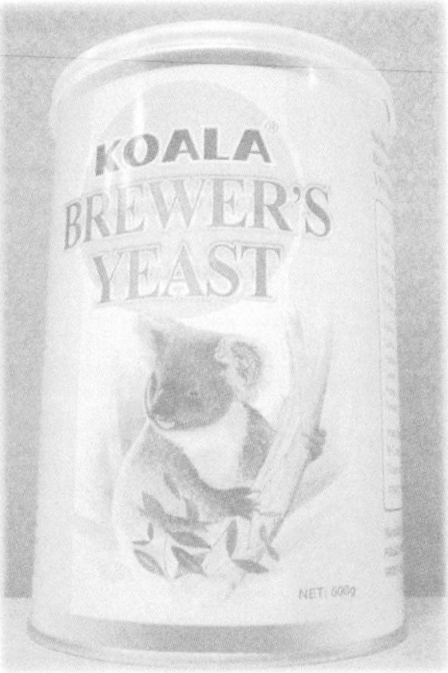

母親說這樣才好，看起來才夠健康，但是我嫌自己太胖了一些。因爲我站在體重機上面時，赫然發現自己身體脂肪率達到三十%。

我的身高一五四公分，當時的體重爲五十三公斤。

我並不在乎「啤酒酵母加優酪乳」的味道

在開始吃「啤酒酵母加優酪乳」以前，我基於好奇的心理，直接用舌頭去舔啤酒酵母，想不到那是我很熟悉的味道，原來跟「酵母製劑」的味道完全一樣！以前，遇到胃腸不舒服時，我時常服用酵母製劑。正因爲如此，我並不厭惡啤酒酵母的味道。

・瘦得鞋子都不適合腳了

我一天的用食時間與一般人稍微不同。因爲我的工作時間是從午後兩點到九點。

早餐：下午一點鐘。

・優酪乳加啤酒酵母加砂糖（一個單位）。

・一杯檸檬茶（加砂糖）。

午餐：下午四點鐘。

・低糖、低脂肪的優酪乳加啤酒酵母（二單位）。
・咖啡一杯（加糖）。
晚餐：下午十點鐘。
・任意的吃自己喜歡的東西。
我在開始吃「啤酒酵母加優酪乳」後，在最初的一個星期中，體重、身體脂肪率並沒有變化。
但是在經過兩個星期後，體重就逐漸的減輕，總共瘦了兩公斤。一個月後又減輕了兩公斤，總共減輕了四公斤，變成四十九公斤。
隨著體重的減輕，身體脂肪也減少了。以前的身體脂肪率為三十％，現在則為二十四％。
我消瘦最明顯的部位是腰部，再下來就是臉孔，我本來的腰圍為六十九公分，如今變成六十五公分。肚子也收縮了不少，再也不會挺出來了。

我在實施吃「啤酒酵母加優酪乳」的期間，有好多次吃了烤肉。想不到，還能夠瘦下來。

第九案例　血糖值下降很多

去年十月，我進入一家醫院後，就在那兒整整住了一個月之久。醫生說我的心臟動脈變得狹窄，所以必須開刀。開刀很順利，我也很快就康復，但是醫生說我的血糖值很高，必須特別的小心。

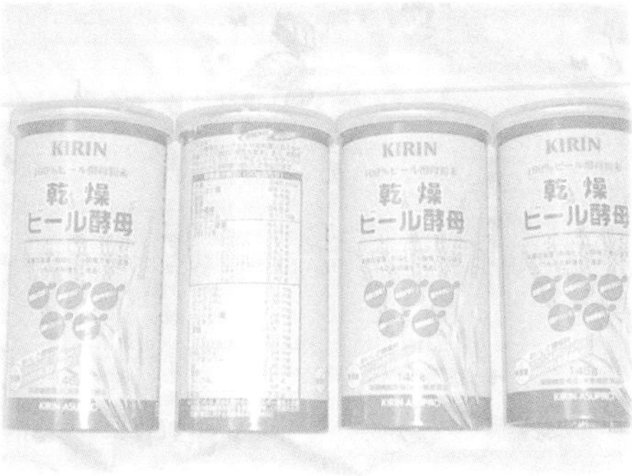

出院後，我購買了一部家庭用的血糖測定器。醫生對我說：「血管不好的人，必須時常測定血壓以及血糖值，以便供給醫生做爲參考。」那時我自己所測定的血糖值在一八〇～二一〇mg/dl之間（正常值在九十～一一〇mg/dl之間），顯然是過高了一些。

那時，我聽到一位護士長提起「啤酒酵母加優酪乳」對糖尿病有效，於是我立刻試試。

加入乳酸菌飲料再喝

我回到家，立刻試試「啤酒酵母加優酪乳」。我的第一個感覺是：它並不好喝，可以說相當的難喝。

於是，我加入了市售的乳酸菌飲料，使它變成「優酪乳」加「啤酒酵母」，再加「乳酸菌飲料」的綜合飲品。

我把它充分地攪拌之後，它就會變成半液體狀。如此一來，並不像在吃，而等於在喝飲料似的。因爲它喝起來甜甜的，再也沒有那種叫人不敢領教的氣味。

我的「啤酒酵母加優酪乳」的做法如下：

・優酪乳一百七十公克。
・啤酒酵母八公克。
・乳酸飲料六十五CC。
・砂糖五公克。
因爲我是糖尿病，所以請教過醫生可不可以吃甜的東西？醫生的答覆是：「因爲整體的食量減少，縱然吃一些甜品也無所謂。」我就放心的喝了起來。
實際上，喝起了啤酒酵母之後，我就感覺到肚子脹脹的，再也不會感到饑餓。
我每天只喝一次，只在睡前飲用。只有如此，一整天都不會感到很饑餓，實在是很不可思議。
早、午、晚三餐我都照吃不誤，但是每一餐的食量大約比以前減少了三分之一。同時，我也不像從前一般，時常要吃點心了。

經過一個月後，我的血糖值下降到一四〇mg/dl，並且很安定，叫我嚇了一跳！

再過兩個月後，我的血糖值更降低到一一〇mg/dl 上下，已經快進入正常的範圍。

我的血糖值獲得大幅度的改善，而且食量也沒有以前那麼大了，不過，我的體仍有七十四公斤（身高一六八公分），醫生叫我減輕一些體重，所以我想在一天兩餐裏吃「啤酒酵母加優酪乳」，使體重減輕一些。

第十案例

糖尿病的發癢完全消失

我罹患糖尿病已經九年之久。正因爲如此，每天上午都要打胰島素針。不打胰島素針的話，血糖值立刻就會超過二〇〇mg/dl。打了針以後，就能夠安定於一五〇mg/dl 左右。

糖尿病所引起的合併症最爲可怕。所幸，我並沒有引起任何的合併症，不過從三年前起，全身開始發癢。這不外是糖尿病所引起的皮膚搔癢症。

我去看皮膚科醫生時，他給我一種塗抹用的軟膏。但是我的搔癢症是糖尿病所引起的，所以塗抹那種藥膏也不會好到哪兒。

我正在爲此感到苦惱時，有人告訴我吃「啤酒酵母加優酪乳」後，說不定能改善搔癢症。

使啤酒酵母溶於液體的優酪乳裏面

我開始在飯後飲用「啤酒酵母加優酪乳」。我不使用半固形的優酪乳，而是使用完全液體式的優酪乳。

我先把液體優酪乳放入咖啡杯裏，加入一匙的啤酒酵母，再充分的攪拌，使它完全的溶解，如此製造出來的飲料，我認爲並不難喝。

在一天吃三餐後，我都飲用這種飲料。因爲加入不少的乳酸飲料，就好像在喝果汁似的。

如此喝了十天，那種癢得要命的感覺就消失了。所以我一直到現在還在飲用。

我也弄不清楚啤酒酵母的成分能消除搔癢症，反正我的皮膚已經不再發癢，所以我就不再管那麼多了。說起來也不可思議，我飲用了「啤酒酵母加優酪乳」後，不但皮膚不發癢，就連血糖值也降到一三〇mg/dl，而且一直很安定。

國家圖書館出版品預行編目資料

啤酒酵母減肥成功／李常傳編著.
第一版 ——臺北市：知青頻道出版；
紅螞蟻圖書發行，2008.02
面　　公分——(健康IQ；18)
ISBN 978-986-6905-90-2 (平裝)

1.減重　2.啤酒酵母

411.35　　97000116

健康IQ 18

啤酒酵母減肥成功

編　　著／李常傳
發 行 人／賴秀珍
榮譽總監／張錦基
總 編 輯／何南輝
特約編輯／呂靜如
平面設計／劉淳涔
出　　版／知青頻道出版有限公司
發　　行／紅螞蟻圖書有限公司
地　　址／台北市內湖區舊宗路二段121巷28號4F
網　　站／www.e.redant.com
郵撥帳號／1604621-1　紅螞蟻圖書有限公司
電　　話／(02)2795-3656（代表號）
傳　　眞／(02)2795-4100
登 記 證／局版北市業字第796號
港澳總經銷／和平圖書有限公司
地　　址／香港柴灣嘉業街12號百樂門大廈17F
電　　話／(852)2804-6687
新馬總經銷／諾文文化事業私人有限公司
新加坡／TEL:(65)6462-6141　FAX:(65)6469-4043
馬來西亞／TEL:(603)9179-6333　FAX:(603)9179-6060
法律顧問／許晏賓律師
印 刷 廠／鴻運彩色印刷有限公司
出版日期／2008年2月　第一版第一刷

定價 200 元　港幣 67 元

ISBN 978-986-6905-90-2　　Printed in Taiwan